Grigori Grabovoi

KONZENTRATION AUF ZAHLEN FÜR DIE WIEDERHERSTELLUNG DES ORGANISMUS DER HUNDE

Das Werk «Konzentration auf Zahlen für die Wiederherstellung des Organismus der Hunde» wurde erstellt von Grabovoi Grigori Petrowitsch im Jahr 2004 in russischer Sprache.
Ergänzt von Grabovoi G.P.

2014

Jelezky Publishing, Hamburg

www.jelezky-publishing.com

1. Auflage

Deutsche Erstausgabe, Mai 2014

© 2014 der deutschsprachigen Ausgabe

SVET UG, Hamburg (Herausgeber)

Auflage: 2014-1, 26.05.2014

Weitere Informationen zu den Inhalten:

„SVET Zentrum", Hamburg

www.svet-centre.com

© SVET UG (haftungsbeschränkt), 2014

Die Verwertung der Texte und Bilder, auch auszugsweise, ist ohne Zustimmung des Verlags urheberrechtswidrig und strafbar. Dies gilt auch für Vervielfältigungen, Übersetzungen, Mikroverfilmung und für die Verarbeitung mit elektronischen Systemen.

ISBN: 978-3-943110-42-5   © Г. П. Грабовой, 2004

Haftungsauschluß

Die hier zuvor gegebenen Informationen dienen der Information über Methoden zur Selbsthilfe, die auch für andere Menschen anwendbar sind. Die Methoden haben sich seit vielen Jahren bewährt, doch eine Erfolgsgarantie kann nicht übernommen werden. Die vorgestellten Methoden von Grigori Grabovoi sind mentale Methoden der Ereignissteuerung. Sie basieren auf der individuellen geistigen Entwicklung.

Jeder, der diese Methoden für sich oder andere anwendet oder auch weitergibt, handelt in eigener Verantwortung.

Die Nutzung des hier vorgestellten Inhaltes ersetzt nicht den Arztbesuch und das ärztliche Tun in Form von Diagnose, Therapie und Verschreibungen. Auch die Absetzung verschriebener Medikamente darf aus dem Inhalt dieser Schrift nicht abgeleitet werden.

Wir möchten ausdrücklich darauf hinweisen, daß diese Steuerungen keine „Behandlung" im konventionellen Sinne darstellen und daher die Behandlung durch Ärzte nicht einschränken oder ersetzen sollen.

Im Zweifelsfall folgen Sie also den Anweisungen Ihres behandelnden Arztes, oder eines sonstigen Mediziners, oder Apothekers Ihres Vertrauens!

(Und erzielen dementsprechend die konventionellen Ergebnisse.)

Jelezky Publishing UG

Inhaltsverzeichnis

A. Einleitung 7

B. Der Hund 15
B.1. Die Anatomie des Hundes 15
B.2. Der Kopfbereich 18
B.3. Stütz- und Bewegungsapparat 20
B.3.1. Das Skelett des Hundes 20
B.3.2. Der Schädel 22
B.3.3. Die Wirbel 32
B.3.4. Das Skelett der Gliedmaßen 36
B.4. Das Muskelsystem, Nerven und Gefäße 45
B.5. Hauptabteilungen des Gehirns 103
B.6. Rückenmark des Hundes 107
B.7. Sehorgan 111
B.8. Gleichgewichts-Hörorgan 113
B.9. Geruchs-, Geschmacks- und Tastorgan 115
B.10. Verdauungsorgane (Zähne, Leber, Darm) 115
B.10.1. Struktur der Verdauungsorgane 116
B.11. Atmungsorgansystem 124
B.12. System der Harnorgane 129
B.13. System der Fortpflanzungsorgane 131

© Г. П. Грабовой, 2004

B.14. Herzkreislaufsystem..138

B.15. Lymphsystem...138

C. Hundefamilie...140

C.1. Körperbau des Hundes...140

C.2. Der Wolf..143

C.3. Der Coyote...146

C.4. Der gewöhnliche Schakal...149

C.5. Der Schabracken-Schakal...152

C.6. Der Dingo..155

C.7. Der Eisfuchs..158

D. Hundekrankheiten...161

D.1. Infektionskrankheiten der Hunde...161

D.1.1. Viruskrankheiten der Hunde...161

D.1.2. Bakterielle Krankheiten der Hunde....................................163

D.1.3. Pilzkrankheiten...164

D.1.4. Invasive (parasitäre) Hundekrankheiten.............................164

D.1.5. Protozooea..169

D.1.6. Sarcoptes – Räude des Hundes...171

D.2. Innere, nicht übertragbare Krankheiten..................................174

D.3. Krankheiten des Herzkreislaufsystems der Hunde.................174

D.4. Krankheiten der Atemwege des Hundes..................................175

D.5. Krankheiten des Verdauungssystems der Hunde.......................178

D.6. Chirurgische Krankheiten der Hunde.......................................181

D.7. Hautkrankheiten..183

D.8. Muskelerkrankungen..185

D.9. Zahnerkrankungen..186

D.10. Ohrerkrankungen..186

D.11. Augenerkrankungen..187

D.12. Gelenkkrankheiten..189

D.13. Knochenkrankheiten...191

D.14. Erkrankungen des Mastdarms...192

D.15. Erkrankungen des Schwanzes...194

D.16. Gynäkologie und Geburtshilfe bei Hunden............................196

EINLEITUNG

Bei der Durchführung der Konzentration im Bezug auf die Hunde ist es wichtig, die Informationen der Verbindung der Hunde mit den zukünftigen Ereignissen zu untersuchen. Insgesamt kann man die Form dieser Information in einer Art darstellen, die zwei Kegel ähnlich sieht, welche an der Basis verbunden sind. In einer solchen Form von der linken Seite kann man die Information der Vergangenheit wahrnehmen, welche in einem hohen Grad die Hunde betrifft, und von der rechten Seite – der Zukunft, welche alles betrifft. Die Struktur der Information auf einem sehr ausgedehnten Gebiet der Figur entspricht der laufenden Gegenwart, in welcher sich bei den Hunden die Möglichkeit der Anwendung der Information der Vergangenheit und der Prognostizierung, der Verbesserung zukünftiger Ereignisse, die gleichzeitig viele Bereiche der Informationen, Objekte und Menschen betreffen, entwickeln kann. Bei der Durchführung der Konzentration auf die Zahlenreihen für die Wiederherstellung des Organismus des Hundes, kann man den Anfang der Reihe über dem Schwanz und das Ende der Reihe – im Bereich des Kopfes des Hundes wahrnehmen.

Dabei werden die ersten Zahlen der Reihe den vorherigen Ereignissen entsprechen und die Zahlen, die die Reihe beenden – den zukünftigen. Bei einer solchen Wahrnehmung, die Zahlenreihe dem physischen Körper oder der Gestalt des Hundes gedanklich annähernd, versuchen Sie in den Prozess des Denkens des Hundes einzudringen. Entwickeln Sie den Gedanken so, als ob sie sie sowohl aus der Entfernung als auch aus der Nähe gleichzeitig wahrnehmen würde. Versuchen Sie weiterhin die Verbreitung des Gedankens des Hundes zu durchschauen, der sich zu jener Stelle im physischen Raum begibt, wo Sie sich befinden.

Sie werden den Übergang von der Substanz des Gedankens zu der Materie des Physischen Raums sehen. An Stelle dieses Übergangs gehen Sie mit Ihrem Denken in den Raum des Übergangs, welcher über die hellen Abstufungen der Farben verfügt. Schauen Sie gedanklich von der Seite darauf. Betrachten und nehmen Sie den Prozess der Wechselbeziehungen der Hunde wie der biologischen Art sehr intensiv wahr. Versuchen Sie die gedanklichen Beziehungen und die Kommunikation der Hunde zueinander auf dem Gebiet ihres Geistes und der Seele zu verstehen. Sehen Sie, in welcher Art die Seele des Hundes mit Ihrer Seele in Verbindung tritt und Sie darum bittet sie bis zum Kontakt mit der Weise des Menschen zu entwickeln. Die Zukunft hat die Form des Menschen, was ermöglicht, die Norm von den Handlungen des Menschen zu bekommen. Das ewige Leben wird unter anderem durch die Fähigkeit des Menschen begründet, Methoden der ewigen Wechselwirkungen mit beliebigen lebendigen Organismen zu finden.

Bei der Anwendung dieses Wissens gehen Sie ins Gebiet der Information der Aufgaben des ewigen Lebens der Hunde und beginnen Sie gedanklich aktiv mit dem Hund zu kommunizieren durch das Gebiet der Information Ihres ewigen Lebens. Das ewige Leben vereinigt alle. Versuchen Sie auf der emotionalen Ebene des lebensfrohen Kontaktes mit dem Hund, dem Hund das Verständnis der Zahlen beizubringen. Den Anfangszahlen im Raum des Schwanzes stellen Sie die vorherigen Ereignisse des Hundes gegenüber, die Sie mit Hilfe des Gedankens aus der Information der Vergangenheit herausgezogen haben. Fixieren Sie es gedanklich, dem Hund solch eine Übereinstimmung mitteilend. Dann gehen Sie zu der laufenden Zeit der Ereignisse des Hundes über und Sie werden sehen, dass der Zugang zu den Informationen der laufenden Ereignisse sich in der Geschwindigkeit gleicht, sowohl bei Mensch, Hund, als auch bei allen lebenden Organismen.

In der Praxis erklärt sich dieses Tatsache damit, dass z.B. um ein und dieselbe Strecke zurück zu legen bis zu einer bestimmten Stelle, auf der physischen Ebene der Mensch und der Hund dafür gleich viel Zeit brauchen. Aus dem Prinzip der gleichen Möglichkeiten der Steuerung der Informationen folgt für alle, dass auch andere lebendige Organismen auf der Ebene der Informationen eine solche Geschwindigkeit des Zugangs zu der in dem Beispiel beschriebenen Stelle haben können.

Auf diese Weise erklärt sich das Gesetz des ewigen Lebens, das darin besteht, dass alles Lebendige mit gleicher Stärke teilhaben kann an der Aufrechterhaltung des ewigen Lebens. Es ist notwendig, dass diejenigen, die bewusst das ewige Leben realisieren können, es den anderen beibringen. Wenn man dem Hund das Ziel des Erlernens eines solchen Zieles vorgibt, kann man in der laufenden Zeit wahrnehmen, wie die Kanäle der Wahrnehmung des Hundes sich direkt öffnen, welche sich auf die zukünftigen Ereignisse beziehen und in erster Linie auf den Menschen selbst.

Man kann einsehen, dass Hunde auf der Ebene der Informationen der Zukunft vor allem das Organ des sie interessierenden Menschen wahrnehmen, welches man für eine gute Gesundheit in der Zukunft normieren muss. Dabei ist bei den Hunden die Verbindung zum Organismus des Menschen so, dass sie aus der Norm der Gesundheit des Menschen die Norm für die eigene Gesundheit bekommen können. Der Mensch kann ebenso in ähnlicher Weise die Norm seiner Gesundheit durch das normale Funktionieren der Organismen anderer wesen bekommen. Auf der Ebene der Information nimmt man es wahr in der Art der spiralförmigen Form des Makromoleküls der DNS, wo jede Windung der Spirale den Organismus bedeutet, mittels dessen jeder beliebige lebendige Organismus sich das ewige Leben gewährleistet.

So wird die ewige Verbindung eines lebenden Organismus mit allen anderen gewährleistet und erreicht eine unendliche Zunahme der lebenden Organismen. Die Information eines beliebigen erschienenen lebendigen Organismus kann man unendlich in der Zeit in allen anderen Lebendigen finden. Die Anwendung der ewigen Zeit des Lebenden bedeutet die Aneignung des unendlichen Raums.

Wie man weiß, gewährleistet die DNS die Realisierung des genetischen Programms der Entwicklung der lebedigen Organismen, d.h. enthält in der materiellen Form den Mechanismus der Wechselwirkung mit der informativen Form der zukünftigen Ereignisse. Der Mechanismus der Erkenntnis, der die informative spiralförmige Form der gegenseitigen Normierung der lebendigen Organismen in Richtung der Ewigkeit wahrgenommen hat, der auferlegt ist auf die physischen Form von DNS mit dem Ziel des ewigen Lebens des Organismus, fixiert im Bewusstsein die Ewigkeit des Lebens wie die einzig mögliche Form des Lebens.

Bei Hunden ist eine solche Wahrnehmung stark ausgeprägt, weshalb sie oft versuchen den Menschen über eine Mögliche Abweichung von dieser Form zu informieren, sie retten die Menschen. Mit Hilfe der Zahlenreihen, die in diesem Buch sind, das Leuchten der Norm weiter studierend, diesen Mechanismus verwendend, kann man lernen die Informationen des Alterns und der Ereignisse, die für das Leben des Menschen gefährlich sind, so zu umgehen, dass man ewig leben kann. Das Licht des ewigen Lebens ist durch die geistige Sehkraft aus jeder beliebigen Entfernung sichtbar, und auf dieses orientiert können Hunde zu den sie liebenden Menschen zurückkehren – selbst wenn sie Dutzende von Kilometern mit dem Auto fortgebracht wurden. Auf der Welt gibt es viele Denkmäler von Hunden, den Jahren der wartenden Menschen, bei denen sie lebten.

Daraus folgt, dass Hunde Menschen immer lebendig wahrnehmen. Hunde von auferstandenen Menschen nehmen sie wie schon immer lebend wahr und entfernen von Ihnen die Informationen über das erlebte Auferstehen, und nähern dadurch die Information der Auferstandenen zu der Information der schon immer ohne Unterbrechung Lebenden. Hier kann man beobachten, dass insgesamt die ganze Natur und alles Lebendige mehr oder weniger am Löschen der informativen Unterschiede zwischen den schon immer Lebenden und den Auferstandenen teilnehmen. Mit der Zeit führt das zu den Prozessen der Entwicklung, in denen nicht nur die lebendigen Organismen, sondern auch die natürlichen Erscheinungen für alle das ewige Leben gewährleistet werden. Auf der ersten Ebene der Wechselwirkungen wird die Kraft der Vernunft sein, welche auf den Folgen der Gesetze des ewigen Lebens basiert. Solch eine Realität nehmen Hunde jetzt schon wahr, zu Beginn des 3. Jahrtausends.

Für die Wiederherstellung des Organismus der Hunde ist es notwendig entsprechend der Berückichtigung ihrer beschriebenen modernen Wahrnehmung, gedanklich in das Gebiet der Informationen des ewigen Lebens und durch dieses Gebiet zu gehen und gedanklich den Abschluss der Zahlenreihe und die Zukünftigen Ereignisse zu vereinen. Sie werden fühlen, dass Sie Handlungen aus dem Zustand des ewigen Lebens entwickeln, der es zulässt, standfest mit der gleichzeitigen Gesundung des Organismus oder des Organismus anderer Menschen zu arbeiten oder sie ewig lebend wahrzunehmen.

Dabei kann man erkennen, dass die Informationen des Hundes zur Erkenntnis der Welt durch die freundliche Ebene der Hunde beitragen könnten. Eine tiefe Erkenntnis der Welt gewährleistet das ewige Leben. Wenn man sich gedanklich auf das Gebiet der Information konzentriert, die der freundlichen Beziehung des Hundes zum Menschen entsprechen, kann man sich falls notwendig vor der möglichen Aggression der Tiere schützen.

Durch dieses Gebiet kann man die Organismen jeder Vertreter der Fauna wieder herstellen. Der Schöpfer bildet durch die Wahrnehmung der Realität in ihrem Inneren alle Folgeereignisse, die Verbindungen der Vergangenheit und Zukunft. Versuchen Sie, es dem Hund beizubringen, indem Sie ihnen den Gedanken übertragen darüber, dass sie lernen sollen den Einfluss der Vergangenheit auf die Zukunft zu erkennen. Auf diese Weise können sich die Hunde an den vom Menschen übergebenen Gedanken gewöhnen, dass man durch das Denken in der Gegenwart die Zukunft schöpferisch gestalten kann.

Die Anatomie des Hundes

Abb.1 Der Körperbau des Hundes

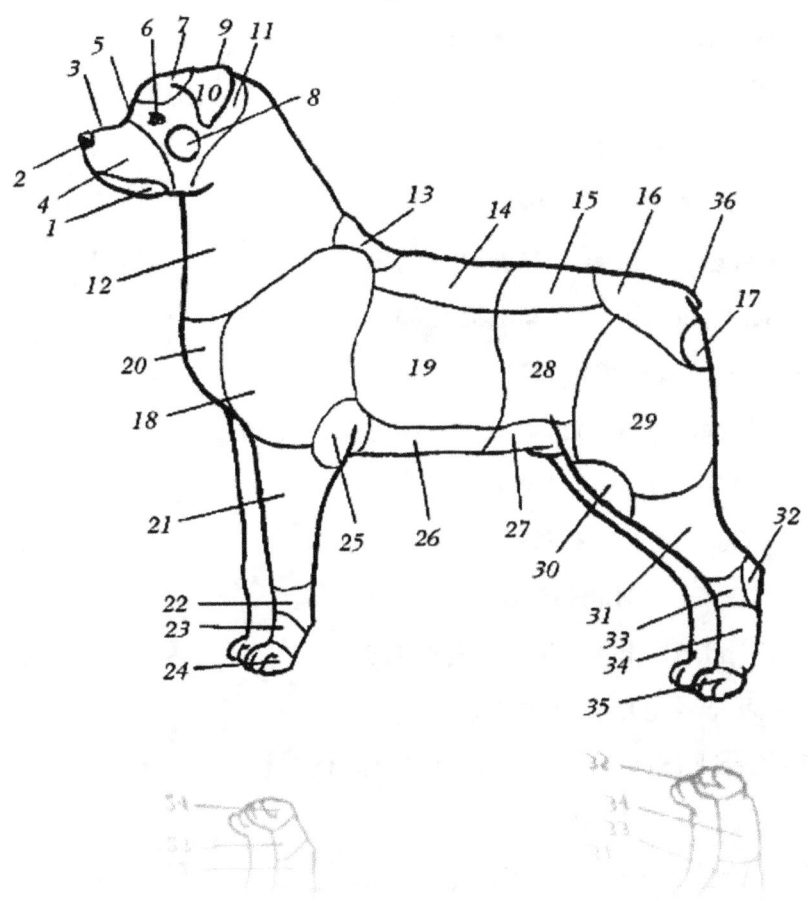

1 – Lippe (untere) – **319498618798**

2 – Nasenspitze – **513491589712**

3 – Nasenrücken – **319614819516**

4 – Schnauze – **534671298941**

5 – Übergang vom Stirnteil zur Schnauze – **589671319841**

6 – Auge – **538581498741**

7 – Stirn – **678531219498**

8 – Wangenknochen – **367548598741**

9 – Scheitelgegend – **538618318061**

10 – Ohr – **316498758671**

11 – Hinterkopf (Hochcervical) – **893581678491**

12 – Hals – **531891319647**

13 – Widerrist – **318547598748**

14 – Rücken – **316891519647**

15 – Lendenwirbelsäule – **315648719898**

16 – Krupp – **893891619718**

17 – Gesäß (Sitzbeinhöcker) – **316318718741**

18 – Schulter – **513849489781**

19 – Brust (Brustkorb) – **649531389671**

20 – Vorderteil der Brust – **854361219781**

21 – Vorderarm – **836581219748**

22 – Vorderfußwurzel – **478641318781**

23 – Vordermittelfuß – **893684219871**

24 – Vorderpfote – **689738184281**

25 – Ellenbogen – **631549898741**

26 – Unterteil der Brust – **318491898581**

27 – Bauch – **316497537831**

28 – Leistenregion – **368578198489**

29 – Oberschenkel – **649531898478**

30 – Knie – **142189389781**

31 – Schienbein – **149861549478**

32 – Ferse – **147831218647**

33 – Sprunggelenk – **139581219647**

34 – Hintermittelfuß – **185061531478**

35 – Hinterpfote – **531894318748**

36 – Schwanz – **614831219897**

Abb. 2 Der Kopfbereich des Hundes

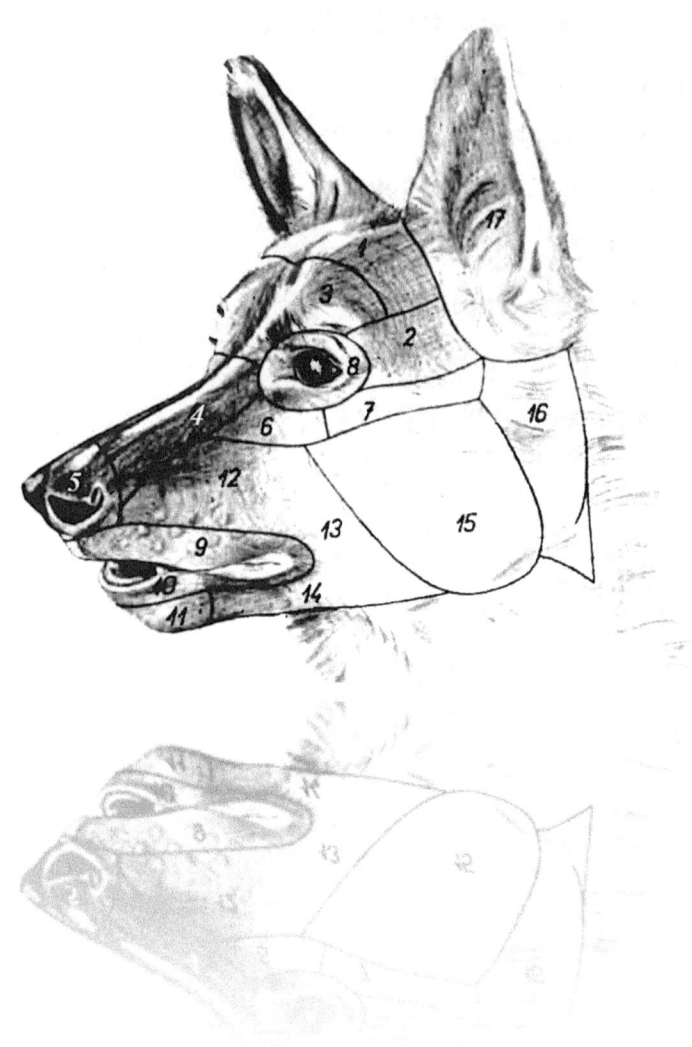

1 – Scheitelgegend – **538618318061**

2 – Schläfengegend – **649738519748**

3 – Stirnbereich – **316219816478**

4, 5 – Nasenbereich – **519361819471**

4 – Nasenrücken (Abb. 1) – **319614819516**

5 – Nasenspitze (Abb. 1) – **513491589712**

6 – Unteraugenbereich – **839641219748**

7 – Wangenknochenregion – **835467198584**

8 – Orbitalgegend – **581319649871**

9, 10 – Mundregion – **168531218647**

9 – Oberlippe – **318538498748**

10 – Unterlippe (Abb. 1) – **319498618798**

11 – Kinn – **837361219848**

12, 13, 14 – Wange – **318548219647**

12 – Oberkiefer – **518781219649**

13 – Wangenbereich – **849681219714**

14 – Unterkiefer – **582491219718**

15 – Kaumuskulaturbereich – **316841219848**

16 – Parotisgegend – **184061219848**

17 – Ohrmuschel – **386541218749**

Bei der Konzentration auf den Kopfbereich des Hundes stellen Sie sich vor, dass das Licht Ihrer Konzentrationen innerhalb des Hundekopfes widergespiegelt wird. Solche Lichtlinien durchkreuzen sich und schaffen eine beliebige physische Materie.

Stütz-und Bewegungsapparat – 581214218731

Das Skelett des Hundes
Abb. 3 Das Skelett des Hundes – 364891518749

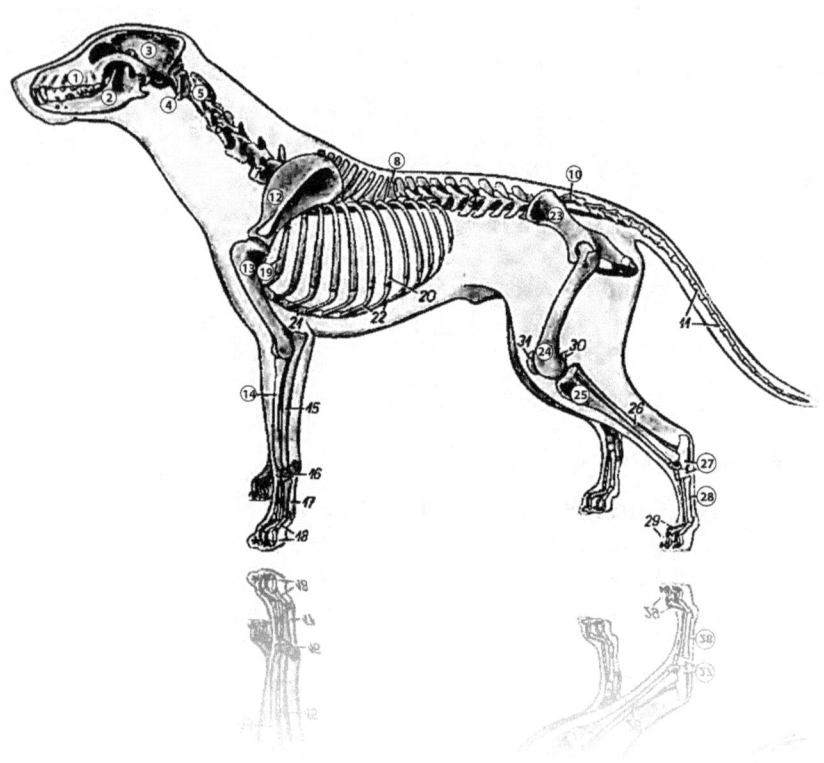

1 – Oberkieferknochen – **319642139781**

2 – Unterkiefer – **582491219718**

2' – Scheitelbein – **534891219747**

4 – Atlas – **839648519749**

5 – Axis (zweiter Halswirbel) – **319681219647**

6 – vierter Halswirbel – **518314819747**

7 – sechster Halswirbel – **534891219749**

8 – X – Brustwirbel – **518316219749**

9 – III Lendenwirbel – **314891214319**

10 – Kreuzbein – **495641219748**

11 – Schwanzwirbel – **316894519781**

12 – Schulterblatt – **678491219894**

13 – Oberarmknochen – **316381219749**

14 – Speichenbein – **849371219648**

15 – Ellbein – **519641219849**

16 – Handwurzelknochen – **316898519741**

17 – Mittelhandknochen – **318541218649**

18 – Fingerknochen der Brustgliedmaßen – **316821519748**

19 – II Rippe – **538641318498**

20 – VIII Rippe – **674194519841**

21 – Brustbein – **513844831164**

22 – Rippenknorpel – **648547198781**

23 – Hüftbein – **538678196487**

© Г. П. Грабовой, 2004

24 – Oberschenkelbein – **398648598781**

25 – Schienbein – **316841219784**

26 – Wadenbein – **364851319784**

27 – Fußwurzelknochen – **848547319848**

28 – Mittelfußknochen – **318547648781**

29 – Fingerknochen der Beckengliedmaßen – **364851378497**

30 – Vezaliev Knochen
(Sesambeine der Wadenmuskel) – **314851319749**

31 – Kniescheibe – **815361219714**

Abb. 4 Schädel des Hundes von der linken Seite

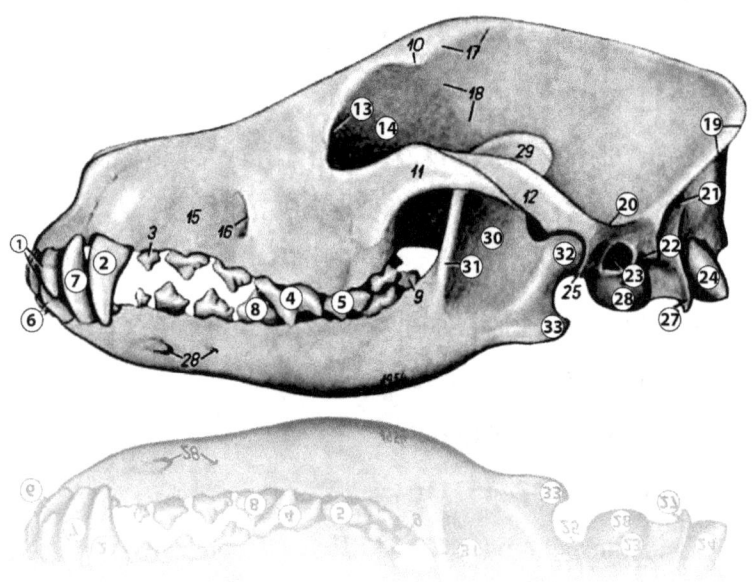

1 – obere Schneidezähne – **518314898641**

2 – oberer Reißzahn – **539781219648**

3 – 4 oberer Backenzahn – **853121859641**

4 – 1 oberer Backenzahn – **134853148747**

5 – 1 oberer Mahlzahn – **164874974167**

6 – untere Schneidezähne – **539681219748**

7 – unterer Reißzahn – **316841219518**

8 – 1 unterer Backenzahn – **318541219781**

9 – 3 unterer Mahlzahn – **319851219748**

10 – Jochbeinfortsatz des Stirnbeins – **531641219718**

11, 12 – Jochbogen – **316581218498**

11 – Schläfenschößling des Jochbeins – **581391691718**

12 – Jochbeinfortsatz des Schläfenbeins – **531871581949**

13 – Tränensackgrube – **647318519741**

14 – Augenhöhle – **368741218749**

15 – Oberkiefergrube – **381549174861**

16 – Unteraugenöffnung – **531841219647**

17 – äußerer Stirnkamm – **368548598741**

18 – aboraler Orbitalkamm – **316489516789**

19 – Hinterhauptkamm – **501604219754**

20 – Schläfenkamm – **785648219317**

21 – Schläfenlauföffnung – **647891219784**

22 – Öffnung des Gesichtskanals – **835649519748**

23 – äußerer Gehörgang – **219849217564**
24 – Hinterhaupthöcker – **368547219841**
25 – Gelenkfortsatz – **895361219741**
26 – Knochenblase – **368501298749**
27 – Jugularschößling – **531684219781**
28 – Kinnloch – **674891298741**
29 – Muskelschößling – **318541849741**
30 – Kaumuskelvertiefung – **368571218749**
31 – Muskelkamm – **368501219748**
32 – Gelenkfortsatz – **839501498749**
33 – Winkelschößling – **361538319741**

Abb. 5 Hundeschädel von der Rückenfläche

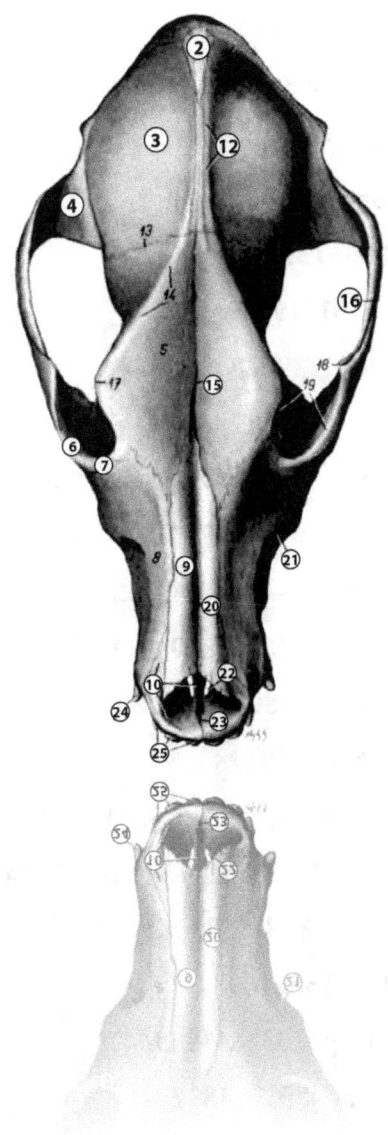

1 – Nackenknochen – **129341894871**

2 – Zwischenscheitelbein – **219748519681**

3 – Scheitelbein – **534891219747**

4 – Schläfenbein – **398641219784**

5 – Stirnbein – **534517518649**

6 – Jochbein – **539641219891**

7 – Tränenbein – **589361219714**

8 – Oberkiefer – **518781219649**

9 – Nasenbein – **524831219648**

10 – Goetheknochen – **534891294719**

11 – Hinterhaupt-Epikranialnaht – **598741298781**

12 – äußerer Sagittalkamm – **589371219748**

13 – Frontalepikranialnaht – **319784219841**

14 – äußerer Stirnkamm – **368548598741**

15 – Stirnnaht – **888471219898**

16 – Jochbogen – **316581218498**

17 – Jochbeinfortsatz des Stirnbeins – **531641219718**

18 – Frontalfortsatz des Jochbeins – **316898519741**

19 – Augenhöhlenrand – **808495316849**

20 – Internasennaht – **318561898791**

21 – Unteraugenöffnung – **531841219647**

22 – Gaumenspalte – **364851294897**

23 – Schneidegang – **364878539647**

24 – oberer Reißzahn – **361019898491**

25 – obere Schneidezähne – **497598697541**

Im Bereich des Hundeschädels muss man sich vorstellen, dass die Zahlenreihen Linien des Lichts innerhalb des Schädelgewebes schaffen. Diese Linien reichen bis zu den Sternen und werden mit dem Verstand des gesamten Kosmos gesättigt.

Abb. 6 Der Hundeschädel von der Ventraloberfläche

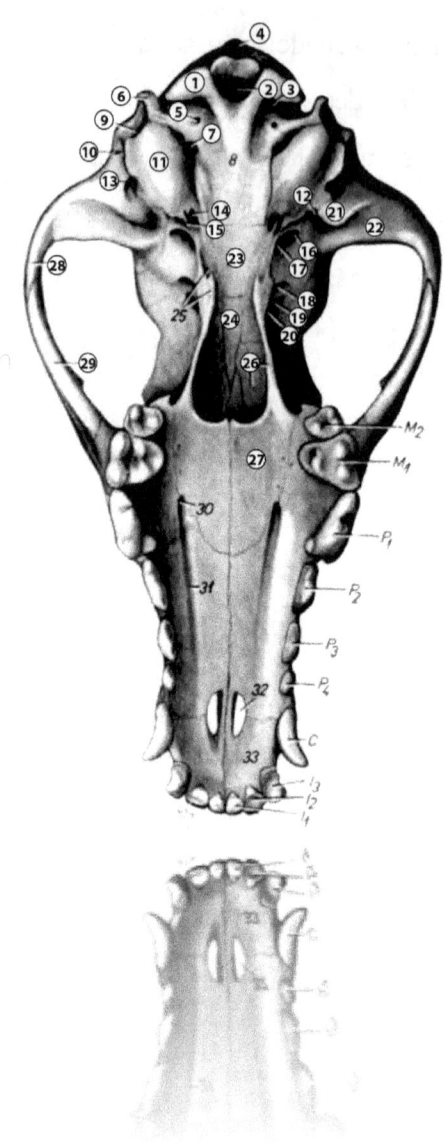

1 – Hinterhauphöcker – **368547219841**

2 – Hinterhauptsloch – **531841219781**

3 – Kondylenzvertiefung – **369851219781**

4 – äußerer Hinterhaupthöcker – **310649210781**

3 – Hypoglossus-Kanal – **531891216498**

6 – Jugularkanal – **531684219781**

7 – Jugularöffnung – **504894519641**

8 – Hinterhauptbein – **129341894871**

9 – Öffnung des Gesichtskanals – **835649519748**

10 – äußerer Gehörgang – **219849217564**

11 – Knochenblase – **368501298749**

12 – Steintrommelspalte – **349581219647**

13 – Schläfengang – **367581219841**

14 – äußere Halsöffnung – **581849316471**

15 – Muskelschößling – **318541849741**

16 – ovale Öffnung – **808497567148**

17 – aborale Flügelöffnung – **018544819647**

18 – orale Flügelöffnung – **185681219749**

19 – Orbitalspalte – **839681219748**

20 – Sichtöffnung – **851649589781**

21 – Gelenkfortsatz – **895361219741**

22 – Kieferhöhle – **581369568741**

23 – unterer Teil des Keilbeins – **531848568849**

© Г. П. Грабовой, 2004

24 – vorderer Teil des Keilbeins – **881016589478**

25 – Flügelbein – **401894519671**

26 – senkrechte Platte des Gaumenbeins – **318501219648**

27 – waagerechte Platte des Gaumenbeins – **849748519647**

28 – Jochbeinfortsatz des Schläfenbeins – **531871581949**

29 – Schläfenschößling des Jochbeins – **581391691718**

28, 29 – Jochbogen – **316581218498**

30 – große Gaumenöffnung – **580149219648**

31 – Gaumenrinne – **318561289749**

32 – Gaumenspalte – **364851294897**

33 – Goetheknochen – **534891294719**

I1 – erster oberer Schneidezahn – **141814219647**

I2 – zweiter oberer Schneidezahn – **316018519671**

I3 – dritter oberer Schneidezahn – **314501219648**

C – oberer Reißzahn – **539781219648**

M1 – 1 oberer Mahlzahn – **164874974167**

M2 – 2 oberer Mahlzahn – **396531219781**

P1 – 1 oberer Backenzahn – **134853148747**

P2 – 2 oberer Backenzahn – **316581219719**

P3 – 3 oberer Backenzahn – **361849519741**

P4 – 4 oberer Backenzahn – **853121859641**

Versuche Sie, zu dem inneren Sinn der Zahl überzugehen. Hören Sie den Laut der Zahl und die Melodie der Wechselwirkung der Zahlen. Auf diese Weise werden Sie verstehen, was der Hund mit seinem Bellen und seinen Lauten sagen will. Bei der Vertiefung auf die geistige Ebene des Hundes werden Sie mit ähnlichen Handlungsweisen die Gedanken der Hunde verstehen.

Die Natur der Handlung in der Handlung selbst und dessen Verständnis.

Abb. 7 Die Halswirbel des Hundes (von der linken Seite)

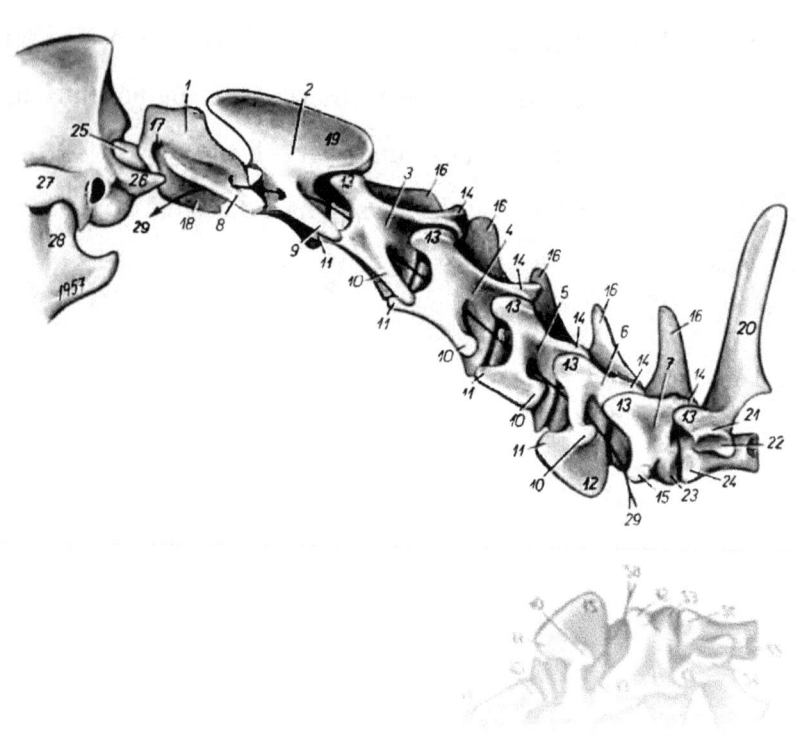

1 – I –VII Halswirbel – **148549789781**
1 – Atlas (I Halswirbel) – **839648519749**

2 – Axis (II Halswirbel) – **319681219647**

6 – Axisflügel – **894541298789**

9 – Querfortsatz des Halswirbels – **318531219648**

10 – Hinterhöcker des Querrippenfortsatzes – **316219318741**

11 – Kranioventralhöcker des Querrippenfortsatzes – **316841219749**

12 – Kaudalhöcker des Querrippenfortsatzes – **681219319741**

13 – kranialer Gelenkfortsatz – **598781298749**

14 – kaudaler Gelenkfortsatz – **598741219748**

15 – Querrippenfortsatz des VII. Halswirbels – **319781298064**

16 – Dornfortsatz der Halswirbelsäule – **316019219714**

17 – Zwischenwirbelloch des Atlas – **531218371498**

18 – Ventralbogen des Atlas – **360149298748**

19 – Axiskamm – **148571219849**

20 – Dornfortsatz des (ersten) Brustwirbels – **681319718541**

21 – Querfortsatz des Brustwirbels – **387581219649**

22 – Rippenfacette – **378548179471**

23 – kaudale Rippenvertiefung – **641218748781**

24 – kraniale Ripppenvertiefung – **641218548371**

25 – Hinterhaupthöcker – **368547219841**

26 – Jugularschößling – **531684219781**

27 – Jochbogen – **316581218498**

28 – Unterkiefer – **582491219718**

29 – intertransversaler Kanal – **398291297781**

© Г. П. Грабовой, 2004

Abb. 8 Brustwirbel des Hundes von der linken Seite

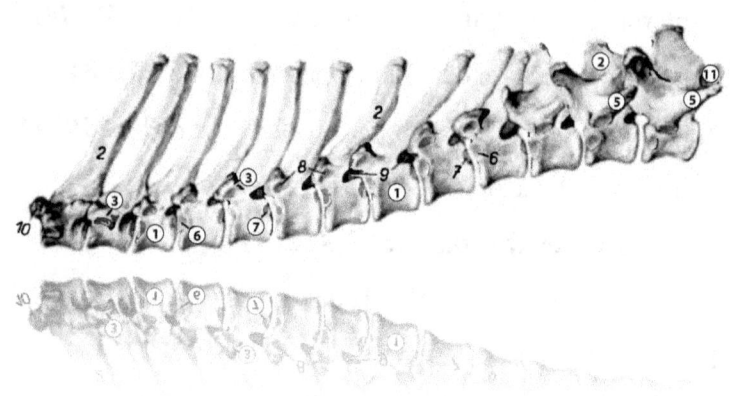

1 – Wirbelkörper – **516498578491**

2 – Dornfortsatz der Brustwirbelsäule – **681319718541**

3 – Querfortsatz des Brustwirbels – **387581219649**

4 – Warzenfortsatz des Brustwirbels – **016849516478**

5 – Nebenfortsatz des Brustwirbels – **808471218749**

6 – kraniale Rippenvertiefung – **641218548371**

7 – kaudale Rippenvertiefung – **641218748781**

8 – Facette der Rippenhöcker – **361854219781**

9 – Zwischenwirbelloch – **839071219674**

10 – kranialer Gelenkfortsatz des I. Brustwirbels – **068318519741**

11 – kaudaler Gelenkfortsatz des XIII. Brustwirbels – **316518894741**

Abb. 9 Len-den-wirbel des Hundes von der linken Seite

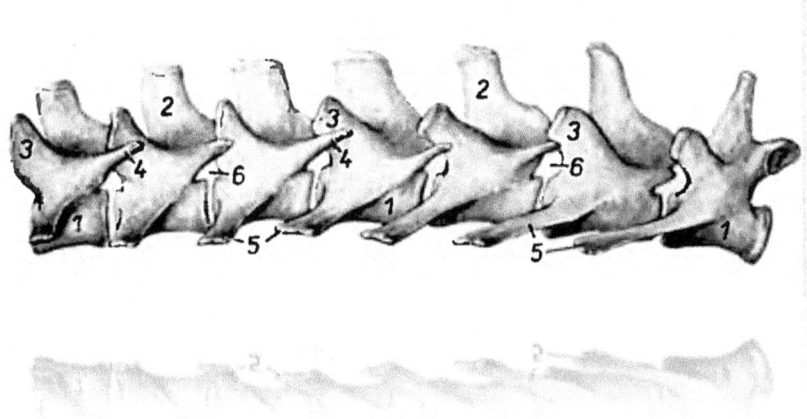

1 – Wirbelkörper – **601518498741**

2 – Dornfortsatz des Lendenwirbels – **316548581749**

3 – Warzenfortsatz des Lendenwirbels –**134851319648**

4 – Nebenfortsatz des Lendenwirbels – **318741898748**

5 – Querrippenfortsatz des Lendenwirbels – **601219719841**

6 – Zwischenwirbelloch – **517219898741**

Abb. 10 Skelett der Vordergliedmaßen des Hundes (mediale Fläche)

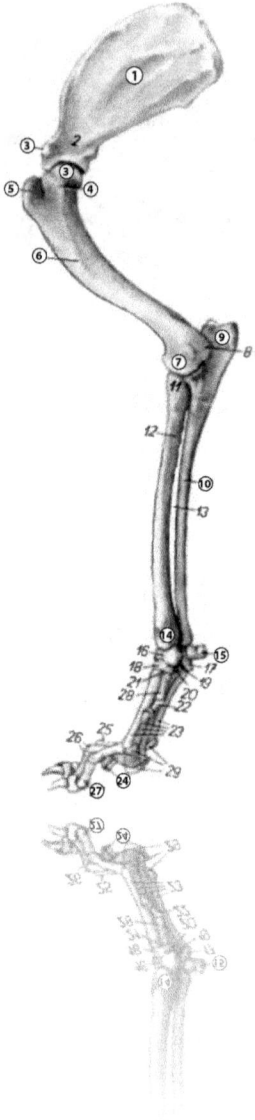

1 – subckapulare Vertiefung – **618318619741**

2 – Schenkelhals des Schulterblattes – **898791219849**

3 – Schulterblatthöcker – **319718519641**

3' – Oberarmkopf – **598741298497**

4 – Tuberculum minus des Oberarms – **649741298748**

5 – Tuberculum majus des Oberarms – **319848519647**

6 – großer Rundrauknochen – **839547898491**

7 – Kondylus des Oberarmknochens – **853198498747**

8 – medialer Epikondylus des Oberarmsknochens – **631891219748**

9 – Hakenfortsatz – **518747218491**

10 – Ellbeinkörper – **834015219647**

11 – Radiusköpfchen – **584217319498**

12 – Speichenbeinkörper – **840124568471**

13 - Zwischenknochen-Unterarmraum – **853741219498**

14 – Speichenbeinblock – **108539608491**

15 – Nebenvorderfußwurzelknochen – **831594316849**

16 – Zwischenspeichenvorderfußwurzelknochen – **138501219781**

17 – Ellbein der Vorderfußwurzel (Dreieckbein) – **316894519741**

18 – II Vorderfußwurzelknochen – **518316219748**

19 – IV Vorderfußwurzelknochen – **318751219649**

20 – III Vorderfußwurzelknochen – **512601219848**

21 – I Vorderfußwurzelknochen – **148371218749**

22 – I Zehe – **123184219710**

23 – Mittelhandknochen II–V – **513618718741**

24 – V Zehe – **813749219741**

25 – IV Zehe – **648531219741**

26 – III Zehe – **601589689371**

27 – II Zehe – **385194219748**

28 – I Mittelhandknochen – **316841219749**

29 – Sesambeine der proximalen Phalange– **316019219741**

Abb. 11 Skelett der linken End-Vordergliedmaßen des Hundes (Dorsalfläche)

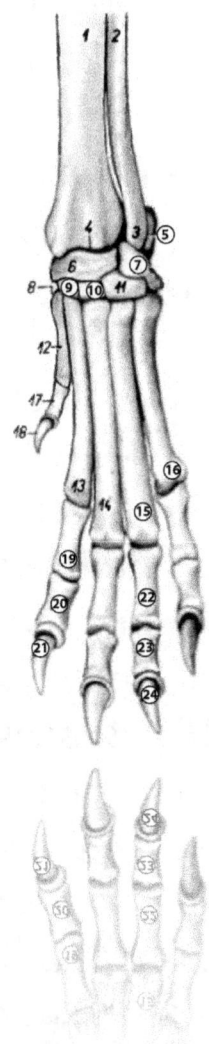

1 – Speichenbeinkörper – **840124568471**

2 – Ellbeinkörper – **834015219647**

3 – Ellbeinkopf – **839548569741**

4 – Speichenbeinblock – **108539608491**

5 – Nebenvorderfußwurzelknochen – **831594316849**

6 – Zwischenspeichenknochen der Vorderfußwurzel – **138501219781**

7 – Ellbeinknochen der Vorderfußwurzel локтевая кость запястья (Dreieckbein) – **316894519741**

8 – I Vorderfußwurzelknochen – **148371218749**

9 – II Vorderfußwurzelknochen – **518316219748**

10 – III Vorderfußwurzelknochen – **512601219848**

11 – IV Vorderfußwurzelknochen – **318751219649**

12 – I Mittelhandknochen – **316841219749**

13 – II Mittelhandknochen – **317549649741**

14 – III Mittelhandknochen – **318749218781**

15 – IV Mittelhandknochen – **364851219748**

16 – V Mittelhandknochen – **619741298749**

17 – proximale Phalange des I. Zehes – **689741298719**

16 – Distalphalange des I. Zehes – **798371298741**

19 – proximale Phalange des II. Zehes – **642171219748**

20 – Mittelglied des II. Zehes – **316491219748**

21 – Distalphalange des II. Zehes – **317841219718**

22 – proximale Phalange des IV. Zehes – **513841219748**
23 – Mittelglied des IV. Zehes – **698741218749**
24 – Distalphalange des IV. Zehes – **619741219819**

Abb. 12 Skelett der Hintergliedmaßen des Hundes (mediale Fläche)

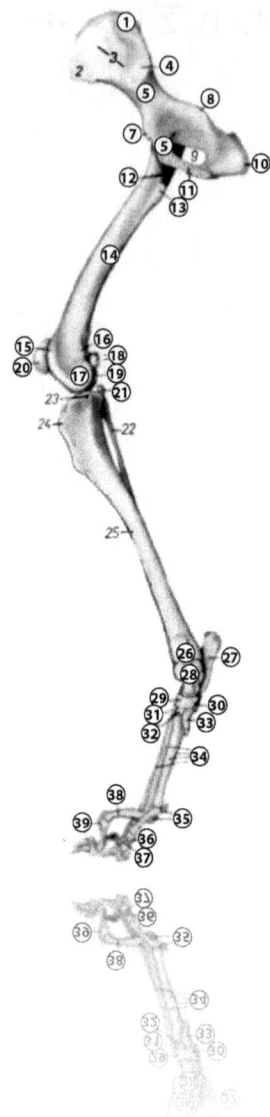

1 – innerer Beckenhöcker – **513849219741**

2 – äußerer Beckenhöcker – **539749898741**

3 – Darmbeinschaufel –**319741219848**

4 – ohrförmige Gelenkfläche – **531891219641**

5 – Darmbeinkörper – **317581219648**

6 – Schambein – **531898648741**

7 – Darmbeinerhöhung – **536491218749**

8 – Sitzbeinstachel – **531841219748**

9 – geschlossene Öffnung – **316841219749**

10 – Sitzbeinhöcker – **316318718741**

11 – Beckenverbindung – **501649298741**

12 – Hüftpfanne – **589741219848**

13 – kleiner Rollhügel – **316498719481**

14 – Oberschenkelkörper – **501298749861**

15 – Oberschenkelbeinblock – **368749538747**

16 – medialer Epikondylus des Oberschenkelbeins – **581219699148**

17 – medialer Kondylus des Oberschenkelbeins – **531318648571**

18 – Sesambeine der Wadenmuskel – **314851319749**

19 – lateraler Kondylus des Oberschenkelbeins – **689471219848**

20 – Kniescheibe – **815361219714**

21 – Sesambeine der poplitealen Muskel – **318541219781**

22 – Wadenbein – **364851319784**

23 – medialer Kondylus der Tibialknochen –**713518788541**

24 – Rauheit des Tibialknochens – **317498518741**
25 – Tibialknochenkörper – **361581219849**
26 – Innenknöchel – **361298518741**
27 – Fersenbein – **898649519741**
28 – Talus – **319064519781**
29 – Mittelfußwurzelknochen – **361298589748**
30 – IV. Fußwurzelknochen – **513841219617**
31 – III. Fußwurzelknochen – **538641298718**
32 – II. Fußwurzelknochen – **364581219781**
33 – I. Fußwurzelknochen – **364501219748**
34 – Fußwurzelknochen II– V – **318547648781**
35 – proximale Sesambeine – **518516318741**
36 – Knochen des II. Zehes – **531681219781**
37 – Knochen des V. Zehes – **534981298781**
38 – Knochen des III. Zehes – **898641298741**
39 – Knochen des IV. Zehes – **681298718491**

Muskelsystem – 319718519641

Abb. 13 oberflächliche Muskeln des Hundekörpers

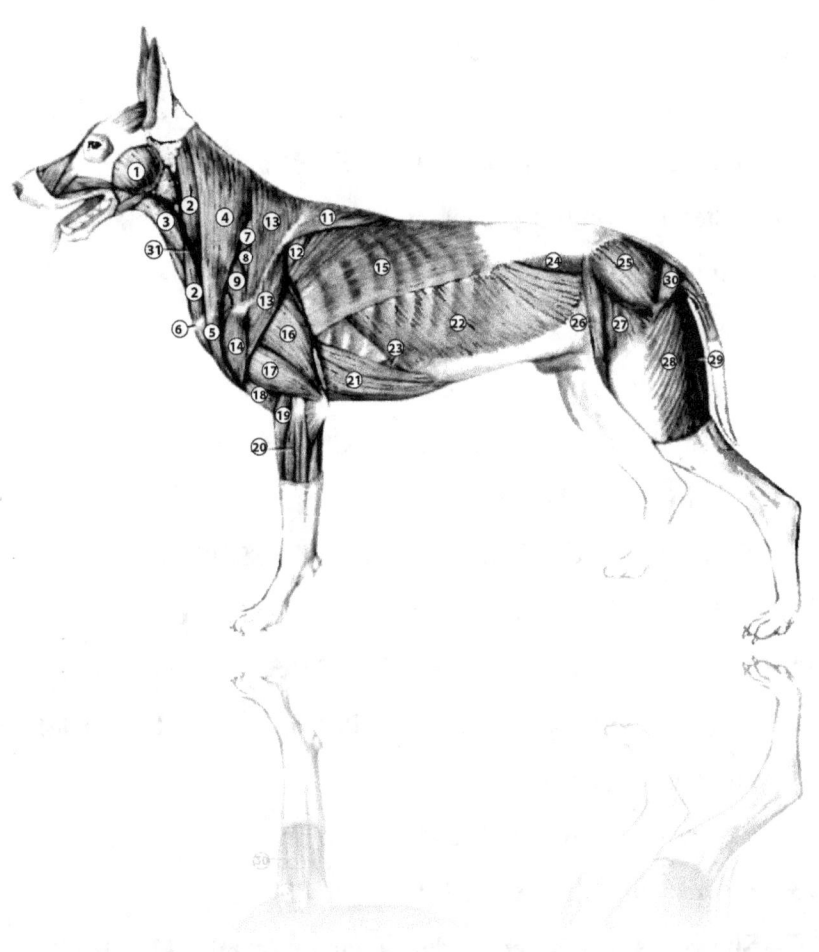

1 – Kaumuskel – **129781298749**

2 – Brustkopfmuskel – **531849219741**

3 – Brustunterzungenmuskel – **689741219848**

4 – klavikularer Halsteil der brachiozephalen Muskel – **538748519741**

5 – Schlüselbeinteil des brachiozephaler Muskel – **134831219781**

6 – Stiel des Brustknochens – **619378519781**

7 – Halsteil des ventral-gezackten Muskels – **538781298781**

8 – Vormuskel – **561298718541**

9 – Schulteratlasmuskel – **368741898748**

10 – Halsteil des Trapezmuskels – **897781219849**

11 – Brustteil des Trapezmuskels – **368541298781**

12 dicker Muskel – **318581298641**

13 – Schulterstück des Deltamuskels –**581648589781**

14 – Akromioteil des Deltamuskels –**317548319841**

15 – breitester Rückenmuskel – **219741218519**

16 – Langkopf des dreiköpfigen Schultermuskels – **618713894517**

17 – lateraler Kopf des dreiköpfigen Schultermuskels –**601854516849**

18 – Innenschultermuskel – **317549851647**

19 – Speichenstrecker der Vorderfußwurzel – **689541298061**

20 – gemeiner Zehenstrecker – **317581219749**

21 – Tiefenbrustmuskel – **378681298751**

22 – äußerer schräger Bauchmuskel – **758317789481**

23 – gerader Bauchmuskel – **685317218749**

24 – innerer schräger Bauchmuskel – **318581219749**

25 – mittlerer Gesäßmuskel – **361874719781**

26 – kranialer Bauch des Schneidermuskels –**898715319718**

27 – Schenkelbindenspanner – **315718219741**

28 – doppelter Oberschenkelmuskel – **368501298741**

29 – Halbsehnenmuskel – **506581298749**

30 – oberflächlicher Gesäßmuskel – **681294319781**

31 – äußere Halsader – **375581298649**

Bei der Konzentration auf die Zahlen der Muskeln des Hundes stellen Sie sich vor, dass der Hund diese Zahlen in jener Art einfängt, in der sie auch sind. Gehen Sie zu dem inneren Dialog mit dem Hund über im Bezug auf die Erörterung der Zahlen, deren wirksameren und schnelleren Anwendung vom Gesichtspunkt der Aneignung der Technologie des ewigen Lebens. Und Sie werden sehen, dass die Hunde die Realisierung des ewigen Lebens aktiv unterstützen, werden dankbarer Ihnen gegenüber.

Abb. 14 oberflächliche Muskeln des Hundekopfes
(Sicht von links)

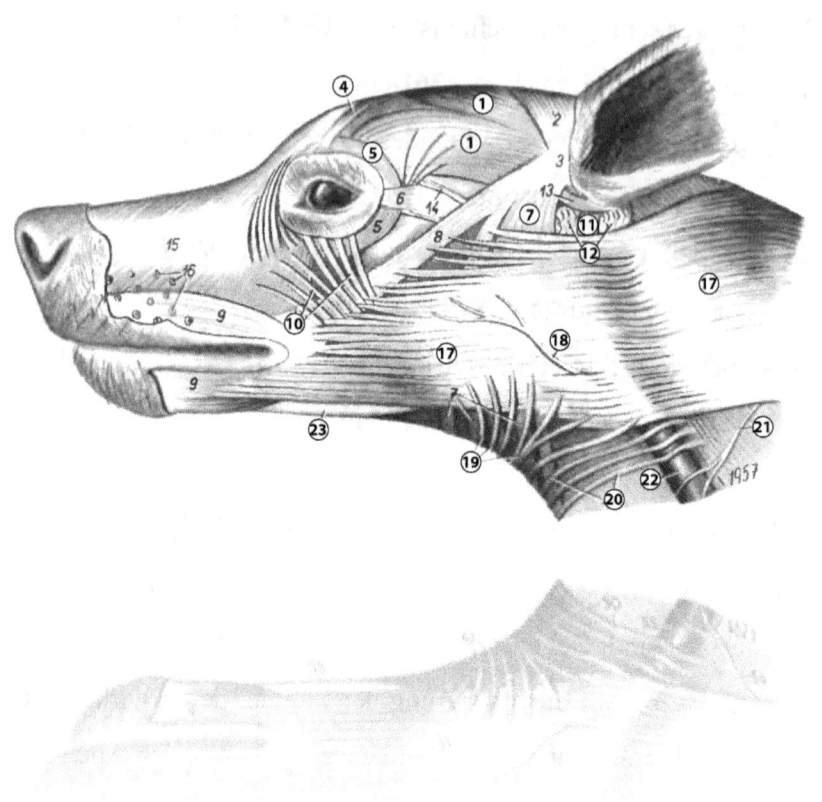

1 – Skutellstirnmuskel – **315019519741**

2 – Skutellzwischenmuskel – **178781219514**

3 – Augenschirm – **361894519712**

4 – äußerer Oberaugenlidheber – **104957598647**

5 – runder Augenlidmuskel (Augen) – **518361219784**

6 – Schläfenaugenwinkelaufzieher – **361019519874**

7 – Mittelstück der Tiefenschicht
des Subkutanmuskels – **531841219748**

8 – Jochbeinmuskel – **368749519741**

9 – Ringmuskel des Mundes (oberflächlicher Teil) –**561291218749**

10 – Augenlidteil der Tiefenschicht
des Subkutanmuskels – **306582498741**

11 – ventraler Ohrmuskel– **198741298741**

12 – Ohrspeicheldrüse – **317587498581**

13 – äußerer Adduktor der Ohrmuschel– **369741298549**

14 – Jochbeinast des aurikularen Augenlidnervs – **368571298749**

15 – Nasolabialhebel – **361381298748**

16 – Haarfollikel – **589361298741**

17 – Hautmuskel des Halses und des Kopfes – **718514219781**

18 – Hautast des II. Halsnervs– **164291298781**

19, 20 – oberflächliche Schicht
des subkutanen Muskels –**531492891647**

21 – Hautast des III. Halsnervs – **539061298748**

22 – Halsader – **538581298741**
23 – Unterkiefer – **582491219718**

Abb. 15 Muskelgefäße und Kopfnerven des Hundes (zweite Schicht) – Sicht von der linken Seite.

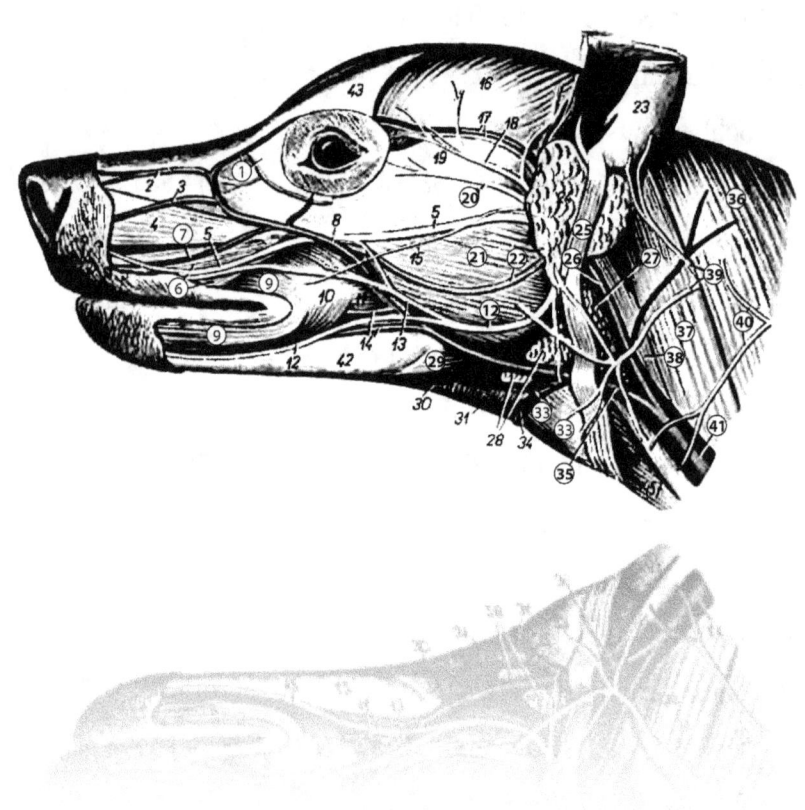

1 – Vene des Augenwinkels – **517218219471**

Nasolabialhebel – **361381298748**

2 – dorsale Nasenvene – **538641298748**

3 – laterale Nasenvene – **581294219741**

4 – Sonderhebel der Oberlippe – **316318719491**

5 – dorsaler Backennerv – **894591694781**

6 – Reißzahnmuskel – **534961518781**

7 – obere Lippenvene – **368581298781**

8 – Gesichtsvene – **019641289781**

9 – Rundmuskel des Mundes (Tiefenschicht) – **549681298498**

10 – Backenmuskel – **368517389749**

11 – Tiefenteil des Backenmuskels – **316318519491**

12 – ventraler Backenmuskel – **898491868798**

13 – Verbindungsast der Backennerven – **318541219781**

14 – Backennerv – **813845619714**

untere Lippenvene – **97914891678**

15 – Backenast des Aurikularschläfennerv s– **315618317541**

16 – Schläfenmuskel – **536491298781**

17 – oberflächliche Schläfenarterie – **518571219617**

oberflächliche Schläfenvene – **316498798781**

18 – aurikularer Augenlidnerv – **518641218749**

19 – Jochbogen – **316581218498**

20 – Unterlidast des aurikularen Augenlidnervs – **601548519781**

21 – Kaumuskel – **129781298749**

22 – Ohrspeichelkanal – **501898567548**

23 – Muschelohrknorpel – **649741219848**

24 – Ohrspeicheldrüse – **317587498581**

25 – Ventraler Ohrenmuskel – **198741298741**

26 – Hautast des Gesichtsnervs – **501298698749**

innere Kiefervene – **316831298749**

27 – Unterkieferspeicheldrüse – **364541218781**

28 – Unterkieferlymphknoten – **501539898641**

29 – zweibäuchiger Muskel – **194561519881**

30 – sublingualer Kiefermuskel – **619714218648**

31 – Kinnvene – **534561219741**

32 – Zungenvene – **514518519641**

33 – Sterno-Zungenbein-Zungen-Muskel – **689741219848**

34 – Zungenbein-Sinus – **589741219648**

35 – äußere Kiefervene – **018561898749**

36 – Klavikularmuskel – **858341298749**

37 – Sternohinterhauptmuskel – **589681298748**

38 – Sternomastoideusmuskel – **518681298784**

36 – II. Halsnerv – **513845678518**

kaudaler Ohrnerv – **784316498714**

40 – III. Halsnerv – **364851298741**

41 – Halsader – **538581298741**

42 – Unterkiefer – **582491219718**

43 – Stirnbein – **534517518649**

Abb. 16 Muskeln der rechten Vordergliedmaßen des Hundes (mediale Oberfläche)

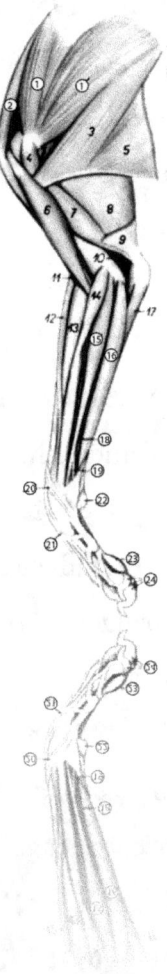

1 – Unterschulterblattmuskel – **518041298749**

2 – Vordermuskel – **561298718541**

3 – großer Rundmuskel – **648571298781**

4 – schnabelförmiger Schultermuskel –**618741298548**

5 – breitester Rückenmuskel –**219741218519**

6 – doppelter Schultermuskel – **319501298648**

7 – Medialkopf des dreiköpfigen Schultermuskels – **689751219749**

8 – Langkopf des dreiköpfigen Schultermuskels – **618713894517**

9 – Unterarmfaszienspanner – **819741219748**

10 – Ellenmuskel – **518741219848**

11 – Schultermuskel – **648748519781**

12 – langer Auswärtsdreher

(Oberarm-Speichenmuskel) – **518641219848**

13 – radialer Strecker der Vorderfußwurzel– **689541298061**

14 – runder Einwärtsdreher – **988541298647**

15 – radialer Beuger der Vorderfußwurzel – **316498781298**

16 – oberflächlicher Zehenbeuger – **316491218748**

17 – Ellbeinkopf des Ellenbeugers

der Vorderfußwurzel –**898741298748**

18 – Oberarmkopf des Tiefenzehenbeugers–**689513518741**

19 – Radialkopf des Tiefenzehenbeugers –**316891218748**

20 – langer Abduktor des I. Zehes – **318581219749**

21 – gemeiner Zehenstrecker – **617514298713**

22 – Vorderfußwurzelkrume – **318531548971**
23 – Vordermittelfußkrume – **318781219714**
24 – Zehenkrume – **748731219789**

Abb. 17 Muskeln der linken Vordergliedmaßen des Hundes (laterale Oberfläche)

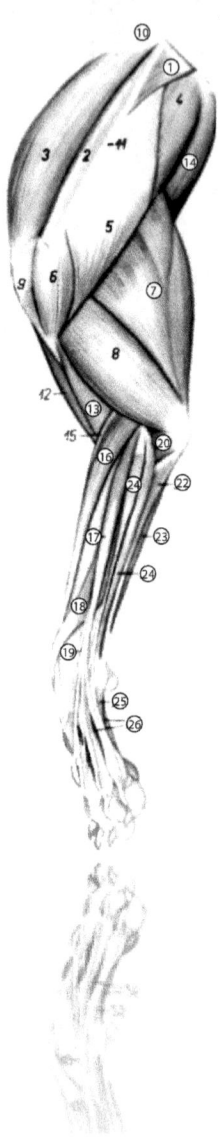

1 – Brustseite des Trapezmuskels – **368541298781**

2 – Halsteil des Trapezmuskels – **897781219849**

3 – Vordermuskel – **561298718541**

4 – dicker Muskel – **318581298641**

5 – Schulterstück des Deltamuskels – **581648589781**

6 – akromnaler Teil des Deltamuskels – **317548319841**

7 – Langkopf des dreiköpfigen Schultermuskels – **618713894517**

8 – lateraler Kopf des dreiköpfigen Schultermuskels – **601854516849**

9 – großer Höcker des Oberarmknochens – **319848519647**

10 – Schulterblattknorpel – **608581298749**

11 – Schulterblattspina – **368501298748**

12 – doppelter Schultermuskel – **319501298648**

13 – Schultermuskel – **648748519781**

14 – großer Rundmuskel – **648571298781**

15 – Oberarm-Speichenmuskel – **648748519781**

16 – radialer Vorderfußstrecker – **689541298061**

17 – gemeiner Zehenstrecker – **317581219749**

18 – langer Abduktor der I. Zehe – **318581219749**

19 – Strecker der I. und II. Zehen – **618501298781**

20 – Ellenmuskel – **518741219848**

21 – lateraler Zehenstrecker – **501398798681**

22 – Ellbeinkopf des Ellen-Vorderfußbeugers – **898741298748**

23 – Oberarmkopf des Ellen-Vorderfußbeugers – **631854298714**

© Г. П. Грабовой, 2004

24 – Ellen-Vorderfußbeuger – **853164298781**
25 – Abduktor des V. Zehes – **361581298741**
26 – Zwischenknochenmuskeln – **368071298581**

Abb. 18 Muskeln, Nerven und Gefäße des Schulterblattes und der Schulter der rechten Vordergliedmaßen des Hundes (mediale Oberfläche)

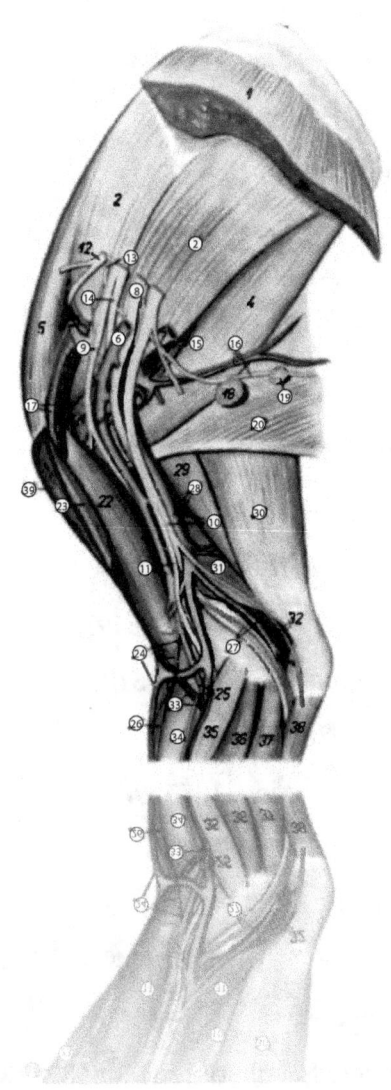

1 – ventraler gezackter Muskel – **589315698741**

2 – Unterschulterblattmuskel –**518041298749**

3 – Unterschulterblattmuskel-Arterie –**601291298718**

Unterschulterblattmuskel-Vene –**857549598649**

4 – großer Rundmuskel –**648571298781**

5 – Vordermuskel –**561298718541**

6 – Achselschlagader – **898319749851**

7 – Achselblutader – **598791298749**

8 – Speichennerv – **751291898741**

9 – Hautmuskelnerv – **649541298781**

10 – Armvene – **751319891547**

Ellennerv – **619891219749**

11 Schulterarterie – **514317518649**

Mittelarmnerv – **895714219841**

12 – Vorschulterblattnerv – **858741516498**

13 – Unterschulterblattnerv – **858749519318**

14 – Achselnerv – **789781298541**

15 – Unterschulerblattarterie – **185789649781**

Unterschulterblattvene – **859681564891**

16 – dorsaler Brustnerv – **689781219749**

dorsale Brustschlagader – **518741218749**

dorsale Brustkorbvene – **513841514854**

17 – kraniale periphere Schulterarterie – **858741219741**

Tiefenbrustmuskel – **378681298751**

18 – axilläre Lymphnode – **317549519891**

19 – zusätzliche axilläre Lymphnode – **364891519781**

20 – breitester Rückenmuskel – **219741218519**

21 – schnabelförmiger Schultermuskel – **618741298548**

22 – doppelter Schultermuskel – **319501298648**

23 – oberflächlicher Brustmuskel – **598749519741**

24 – oberflächliche Schulterarterie – **589781298751**

25 – mittlere Schlagader – **369741898361**

mittlere Vene – **531498798781**

26 – Superficialis des Speichennervs – **539681298748**

27 – kollaterale Ellenschlagader – **364891298788**

kollaterale Armvene – **538781298641**

28 – Tiefenarmschlagader – **361291898741**

Tiefenarmvene – **589748698741**

29 – Langkopf des dreiköpfigen Schultermuskels –**618713894517**

30 – Unterarmsfaszienspanner – **819741219748**

31 – Medialkopf des dreiköpfigen Schultermuskels –**689751219749**

32 – kaudaler Hautnerv des Vorderarms – **318714519681**

Ellenmuskel – **518741219848**

33 – Schultermuskel – **648748519781**

medialer Hautnerv des Vorderarms – **851319519617**

34 – radialer Strecker der Vorderfußwurzel – **689541298061**

35 – runder Einwärtsdreher – **988541298647**
36 – radialer Beuger der Vorderfußwurzel – **316498781298**
37 – oberflächlicher Zehenbeuger – **316491218748**
38 – Ellbeinkopf des Ellen-Vorderfußwurzelbeuger–**898741298748**
39 – brachiozephaler Muskel – **893741298781**

Abb. 19 Muskeln, Nerven und Gefäße des rechten Vorderarms des Hundes (mediale Oberfläche) – 857318519641

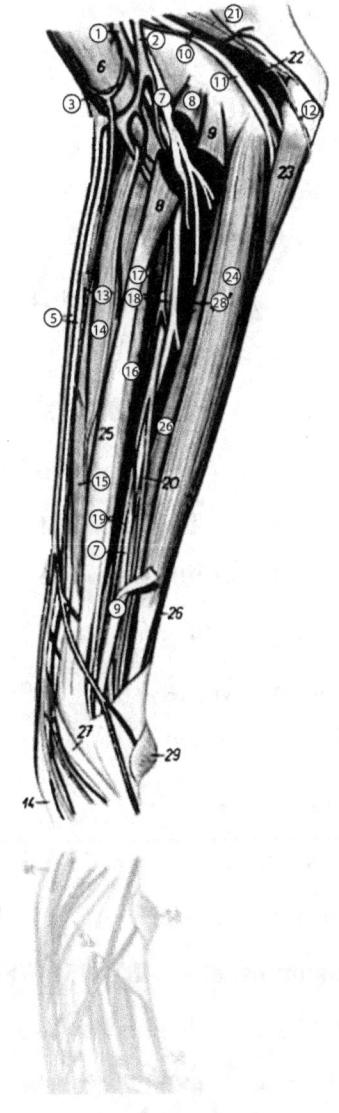

1 – Schulterarterie – **853781298781**

2 – Armvene – **751319891547**

3 – oberflächliche Schulterarterie – **589781298751**

4 – Seitenzweig des oberflächlichen Asts des Speichennervs– **518317519614**

5 – Hautvene – **364891298781**

medialer Ast des oberflächlichen Asts des Speichennervs – **614718519741**

6 – doppelter Schultermuskel –**319501298648**

7 – Mittelarmnerv – **895714219841**

8 – runder Einwärtsdreher – **988541298647**

9 – radialer Beuger der Vorderfußwurzel –**316498781298**

10 – Kollateralarterie des Ellenbogens – **364891298788**

kollaterale Armvene – **538781298641**

11 – Ellennerv – **619891219749**

12 – kaudaler Hautnerv des Vorderarms – **318831718641**

13 – medialer Ast der oberflächlichen Schulterarterie–**315381298741**

medialer Hautnerv des Vorderarms – **851319519617**

14 – radialer Strecker der Vorderfußwurzel – **689541298061**

15 – Oberarm-Speichenmuskel – **648748519781**

16 – radialer Kopf des Tiefenzehenbeugers – **316891218748**

17 – Vierkanteinwärtsdreher – **685371298498**

18 – mittlere Schlagader – **369741898361**

mittlere Vene – **531498798781**

19 – Speichenarterie – **501298798741**

Speichenvene – **542681298748**

20 – mittlere Schlagader – **369741898361**

21 – Unterarmfaszienspanner – **819741219748**

22 – Ellenmuskel – **518741219848**

23 – Ellbeinkopf des
Ellen-Vorderfußwurzelbeugers – **898741298748**

24 – oberflächlicher Zehenbeuger – **316491218748**

25 – Speichenbein – **849371219648**

26 – Ellen-Vorderfußbeuger – **538649898741**

27 – langer Abduktor des I. Zehes – **318581219749**

28, 28' Oberarmkopf des Tiefenzehenbeugers – **689513518741**

29 – Vorderfußwurzelkrume – **318531548971**

Abb. 20 Muskeln, Nerven und Gefäße des linken Vorderarms des Hundes (laterale Oberfläche)

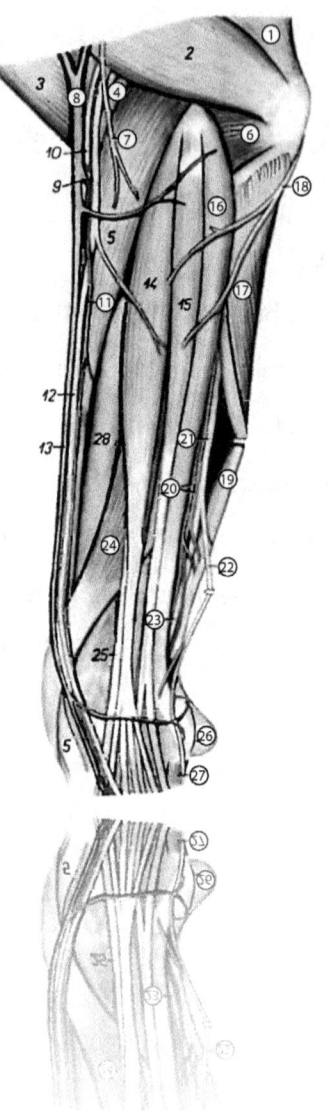

1 – Langkopf des dreiköpfigen Schultermuskels – **618713894517**

2 – Lateraler Kopf des dreiköpfigen Schultermuskels – **601854516849**

3 – doppelter Schultermuskel – **319501298648**

4 – Oberarm-Speichenmuskel – **648748519781**

5 – radialer Strecker der Vorderfußwurzel – **689541298061**

6 – Ellenmuskel – **518741219848**

7 – lateraler Hautnerv des Vorderarms – **857381298641**

8 – Hautvene – **364581298749**

9 – Haut-Armvene – **371851298741**

10 – medialer Ast der Superficialis des Speichennervs– **614718519741**

11 – oberflächliche Vorderarmarterie – **604219519781**

12 – lateraler Ast der Superficialis des Speichennervs – **518317519614**

13 – Hautvene – **364581298749**

14 – gemeiner Zehenstrecker – **617514298713**

15 – lateraler Zehenstrecker – **501398798681**

16 – Ellen-Vorderfußwurzelstrecker – **853164298781**

17 – Ellbeinkopf des Ellen-Vorderfußwurzelbeugers – **898741298748**

18 – kaudaler Hautnerv des Vorderarms – **318831718641**

19 – Oberarmkopf des

Ellen-Vorderfußwurzelbeugers – **631854298714**

20 – kollaterale Ellenschlagader – **364891298788**

kollaterale Armvene – **538781298641**

21 – Ellennerv– **619891219749**

22 – Dorsalast des Ellennervs – **361894298741**

23 – Hohlhandmuskel des Ellennervs – **318741298745**

24 – langer Abduktor des I. Zehes – **318581219749**

25 – Strecker des I. und II. Zehes – **618501298781**

26 – Vorderfußwurzelkrume – **318531548971**

27 – Abduktor des V. Zehes – **361581298741**

28 – Speichenbein – **849371219648**

Abb. 21 Muskeln, Nerven und Gefäße der Pfote der linken Vordergliedmaßen des Hundes (dorsale Oberfläche)

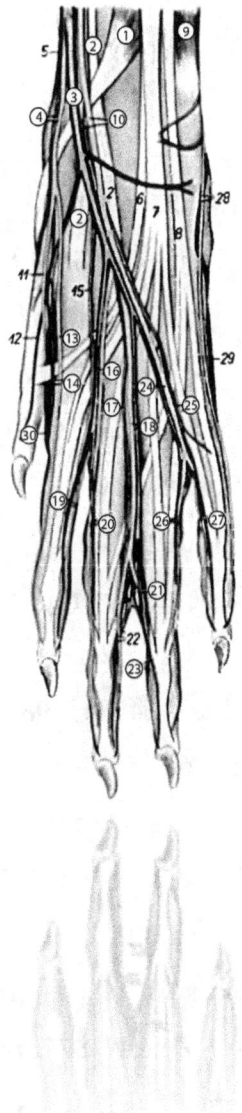

© Г. П. Грабовой, 2004

1 – langer Abduktor des I. Zehes – **318581219749**

2 – radialer Strecker der Vorderfußwurzel – **689541298061**

3 – Hautnebenvene – **539741298781**

4 – medialer Ast der Superficialis des Speichennervs – **614718519741**

medialer Ast der kranialen oberflächlichen Vorderarmarterie – **681514298718**

5 – Hautvene – **314587318648**

6 – Strecker der I. und II. Zehen – **618501298781**

7 – gemeiner Zehenstrecker – **617514298713**

8 – lateraler Zehenstrecker – **501398798681**

9 – Ellen-Vorderfußstreker – **853164298781**

10 – lateraler Ast der Superficialis des Speichennervs – **518317519614**

oberflächliche kraniale Vorderarmarterie – **819513518641**

11 – lateraler dorsaler Nerv des I. Zehes – **531648789741**

12 – Dorsalvene des I. Zehes – **649841298748**

13 – medialer dorsaler Nerv des II. Zehes – **318714519618**

14 – mediale dorsale Arterie des II. Zehes – **318781219648**

mediale Dorsalvene des II. Zehes – **748541219741**

15 – gemeine dorsale Arterie des II. Zehes – **513841298781**

16 – gemeine Dorsalvene des II. Zehes – **316498519741**

gemeine Dorsalnerve des II. Zehes – **371514298781**

17 – gemeine dorsale Arterie des III. Zehes – **685341298781**

18 – gemeine Dorsalvene des III. Zehes – **539741298781**
gemeiner dorsaler Nerv des III. Zehes – **368561298781**
19 – laterale dorsale Arterie des II. Zehes –**361294298781**
laterale Dorsalvene des II. Zehes – **378541298641**
lateraler dorsaler Nerv des II. Zehes – **318571298641**
20 – mediale dorsale Arterie des III. Zehes –**531841298748**
mediale Dorsalvene des III. Zehes – **361294898714**
medialer dorsaler Nerv des III. Zehes – **513841298741**
21 – gemeine Palmaris Arterie des III. Zehes – **649741298781**
22 – laterale dorsale Arterie des III. Zehes – **641019519781**
laterale Dorsalvene des III. Zehes – **898741298648**
lateraler dorsaler Nerv des III. Zehes – **316581298741**
23 – mediale dorsale Arterie des IV. Zehes – **680149590681**
mediale Dorsalvene des IV. Zehes – **897541298781**
medialer dorsaler Nerv des IV. Zehes – **319681298788**
24 – gemeine Dorsalvene des IV. Zehes – **684971298781**
gemeiner dorsaler Nerv des IV. Zehes – **641298598781**
25 – gemeine dorsale Arterie des IV. Zehes – **641298598781**
26 – – laterale dorsale Arterie des IV. Zehes –**019681298784**
laterale Dorsalvene des IV. Zehes – **649781298749**
lateraler dorsaler Nerv des IV. Zehes – **317541298781**
27 – mediale dorsale Arterie des V. Zehes –**642181298749**
mediale Dorsalvene des V. Zehes – **316849519781**

medialer dorsaler Nerv des V. Zehes – **693149895691**

28 – Dorsalast des Ellennervs– **361894298741**

kaudaler Ast der Zwischenknochenarterie – **539891298749**

29 – Abduktor des V. Zehes – **361581298741**

30 – Zwischenknochenmuskel – **317514298714**

Abb. 22 Muskeln, Nerven und Gefäße der Pfote der rechten Vordergliedmaßen des Hundes (palmare Oberfläche)

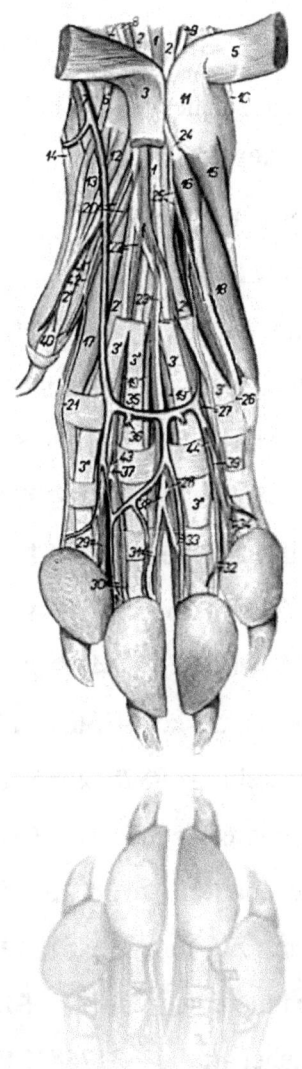

1 – Zwischensehnen -Distalmuskel– **149841298749**

2, 2' – Tiefenzehenbeuger – **319742898471**

3, 3', 3" – oberflächlicher Zehenbeuger – **316491218748**

4 – radialer Vorderfußwurzelbeuger –**316498781298**

5 – Ellen-Vorderfußwurzelbeuger –**538649898741**

6 – kurzer Abduktor des I. Zehes –**317541219648**

7 – Hautvene – **198749598748**

8 – mittlere Schlagader – **369741898361**

Mittelarmnerv – **895714219841**

9 – Hohlhandmuskel des Ellennervs – **318741298745**

10 – Dorsalast des Ellennervs – **361894298741**

11 – Nebenvorderfußwurzelknochen (10) – **537849568741**

12 – Kurzbeuger des I. Zehes – **368749579741**

13 – langer Abduktor des I. Zehes – **318581219749**

15 – Abduktor des V. Zehes – **361581298741**

16 – Kurzbeuger des V. Zehes – **649641719841**

17, 18 – Zwischenknochenmuskeln – **368071298581**

19 – wurmförmige Muskeln. – **598781298531**

20, 42 – I gemeiner palmarer Zehennerv – **649581298781**

I gemeine Palmaris-Zehenarterie – **758315648581**

21 – II medialer palmarer Zehennerv –**361549589781**

22, 37 – II gemeiner palmarer Zehennerv – **513614518542**

II gemeine Palmaris-Zehenarterie – **317581219648**

23, 38 – III gemeiner palmarer Zehennerv –**534641298781**

III gemeine Palmaris-Zehenarterie – **316498519714**

24 – Tiefenast des Hohlhandmuskels des Ellennervs –**318741218749**

25 – Superficialis des Hohlhandmuskels
des Ellennervs – **316498719581**

26 – V lateraler palmarer Zehennerv – **614218519718**

27, 39 – IV gemeiner palmarer Zehennerv – **316841219781**

IV gemeine Palmaris-Zehenarterie – **614391519718**

28 – III Palmaris-Vordermittelfußnerv – **316481219719**

29 – II lateraler Vordermittelfußnerv – **316498598741**

II laterale Palmaris-Zehenarterie – **316481219714**

II laterale Palmaris-Zehenvene – **534891219371**

30 – III medialer palmarer Zehennerv – **619491894514**

III mediale Palmaris-Zehenarterie – **361891298741**

III mediale Palmaris-Zehenvene – **361294298741**

31 – III lateraler palmarer Zehennerv – **648741219781**

III laterale Palmaris-Zehenarterie – **361849519741**

III laterale Palmaris-Zehenvene – **318641317581**

32 – IV lateraler palmarer Zehennerv – **618741219741**

IV laterale Palmaris-Zehenarterie – **518641219748**

IV laterale Palmaris-Zehenvene – **689781298749**

33 – IV medialer palmarer Zehennerv – **317514219614**

IV mediale Palmaris-Zehenarterie – **618571219714**

IV mediale Palmaris-Zehenvene – **316714819717**

34 – V medialer palmarer Zehennerv – **617814219718**

V mediale Palmaris-Zehenarterie – **748317518748**

V mediale Palmaris-Zehenvene – **731531898741**

35 – palmarer distaler Venenbogen – **318318714517**

36 – Handwurzelzweigkrume – **318541218749**

40 – I lateraler palmarer Zehennerv – **614219519718**

41 – I palmarer Vordermittelfußnerv – **648741519841**

43 – II palmarer Vordermittelfußnerv – **648791298749**

44 – IV palmarer Vordermittelfußnerv – **714501649898**

Abb. 23 Beckenmuskulatur und die rechten Hintergliedmaßen des Hundes (mediale Oberfläche)

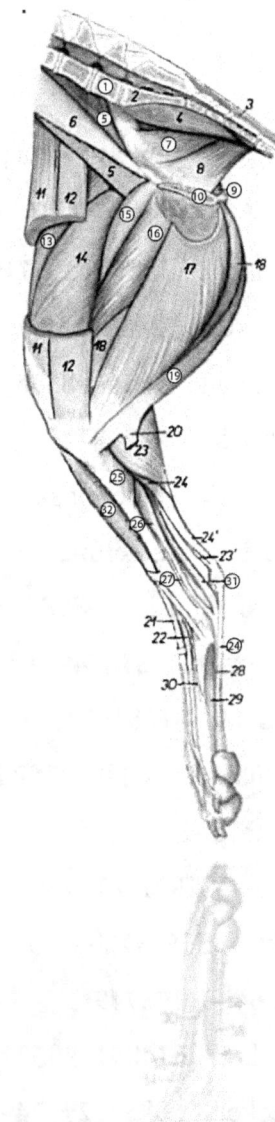

1 – VII Lendenwirbel – **317549818419**

2 – Kreuzbein – **495641219748**

3 – kurzer Schwanzheber – **648549218747**

4 – langer Schwanzsenker – **345891298741**

5 – Lendeniliakalmuskel – **361548519741**

6 – kleiner Lendenmuskel – **589781298741**

7, 8 – Schwanzheber – **531489298648**

7 – Beckenschwanzmuskel – **364841298749**

8 – Ischiasschwanzmuskel – **501849549648**

9 – innerer Verschlußmuskel – **681298598741**

10 – Beckensymphyse – **501649298741**

11 – kranialer Bauch des Schneidermuskels – **898715319718**

12 – kaudaler Bauch des Schneidermuskels – **361581298749**

13 – gerader Oberschenkelmuskel – **898781398649**

14 – breiter medialer Muskel – **318749518317**

15 – kammartiger Muskel – **618014518318**

16 – Oberschenkeladduktor – **364891219741**

17 – Schlankmuskel – **316841219849**

18 – Plattsehnenmuskel – **519711819748**

19 – Halbsehnenmuskel – **506581298749**

20 – Fersenflechse – **364851298749**

21 – langer Zehenstrecker – **614891298591**

22 – kurzer Zehenstrecker – **689571298749**

23 – Medialkopf des Wadenmuskels – **649781298749**

23' – Flechse des dreiköpfigen Unterschenkelmuskels– **318548798648**

24 – oberflächlicher Zehenbeuger – **683519589741**

24' – Flechse des oberflächlichen Zehenbeugers –**584391598749**

25 – Kniekehlenmuskel – **587541298641**

26 – langer Zehenbeuger – **368741298781**

27 – kaudaler Schienbeinmuskel – **531689589748**

28 – Flechse des Tiefenzehenbeugers – **638781298749**

29 – Zwischenknochenmuskel – **318571298749**

30 – langer Zehenstrecker des I. Zehes – **589791298749**

31 – langer Zehenbeuger des I. Zehes –**369741389789**

32 – kranialer Schienbeinmuskel – **581794587584**

Abb. 24 Beckenmuskulatur und die linken Hintergliedmaßen des Hundes (laterale Oberfläche) – 518317989749

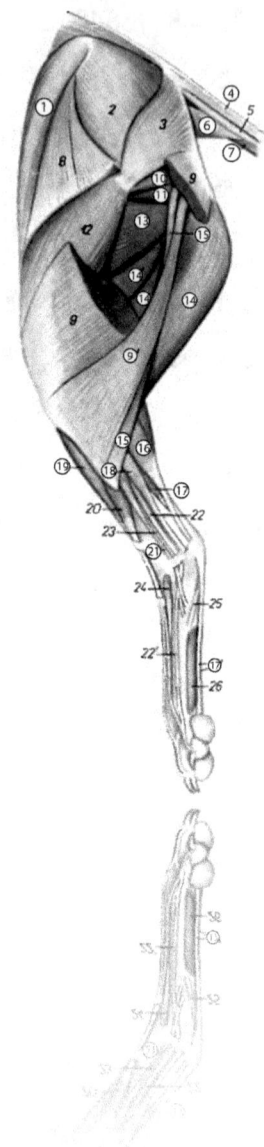

1 – kranialer Bauch des Schneidermuskels – **898715319718**

2 – mittlerer Gesäßmuskel –**361874719781**

3 – oberflächlicher Gesäßmuskel – **681294319781**

4 – langer Schwanzheber – **318649518781**

5 – intransversaler Schwanzmuskel – **649581589781**

6 – Schwanzmuskel – **649571298781**

7 – langer Schwanzsenker – **345891298741**

8 – Spanner der breiten Faszie – **315718219741**

9 – Wirbelkopf des doppelten Oberschenkelmuskels –**368578598741**

9' – Beckenkopf des doppelten Oberschenkelmuskels – **689741298781**

10 – Zwillingsmuskeln – **501648598741**

11 – Vierkantoberschenkelmuskel – **689741898543**

12 – dicker lateraler Muskel – **638718518741**

13 – Oberschenkeladduktor – **364891219741**

14 – kaudaler Bauch des Plattsehnenmuskels –**318741218749**

14' – kranialer Bauch des Plattsehnenmuskels –**379841298781**

15 – kaudaler Abduktor des Schienbeins – **319517518641**

16 – Wadenmuskel – **498741298748**

17 – oberflächlicher Zehenbeuger – **683519589741**

17' – Flechse des oberflächlichen Zehenbeugers – **584391598749**

18 – langer Beuger des I. Zehes – **369741389789**

19 – kranialer Schienbeinmuskel – **581794587584**

20 – langer Zehenstrecker – **614891298591**

21 – langer Wadenbeinmuskel – **389781298749**

22 – lateraler Zehenstrecker – **798371298748**

22' – Flechse des lateralen Zehenstreckers – **753498749781**

23 – kurzer Wadenbeinmuskel – **689781298749**

24 – kurzer Zehenstrecker – **689571298749**

25 – Abduktor des V. Zehes – **581316219748**

26 – Zwischenknochenmuskel – **318571298749**

Abb. 25 Muskeln, Nerven und Gefäße des Beckens und des Oberschenkels der linken Beckengliedmaßen des Hundes (laterale Oberfläche)

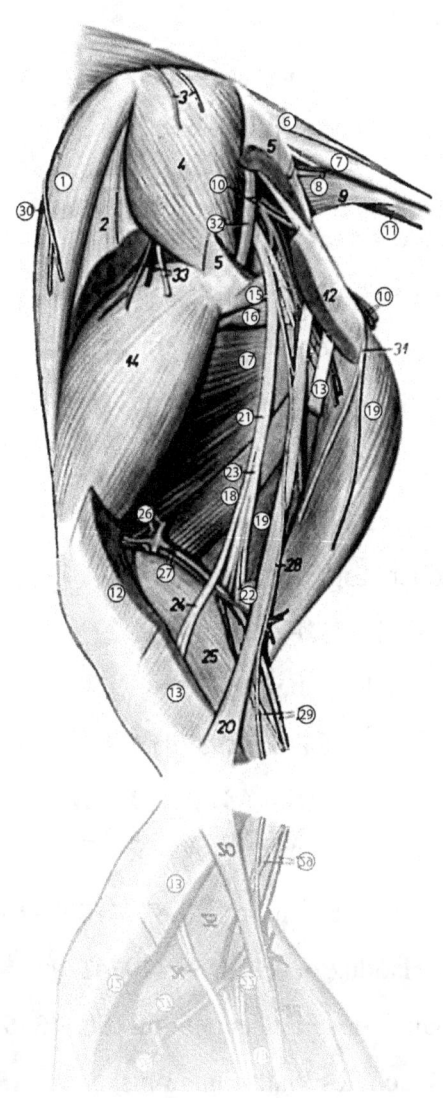

1 – kranialer Bauch des Schneidermuskels – **898715319718**

2 – Spanner der breiten Faszie – **315718219741**

3 – Dorsaläste der Sakralnerven – **574891298781**

4 – mittlerer Gesäßmuskel – **361874719781**

5 – oberflächlicher Gesäßmuskel – **681294319781**

6 – langer Schwanzheber – **318649518781**

7 – intransversaler Schwanzmuskel – **649581589781**

8 – kaudale laterale Arterie – **831849519741**

kaudale laterale Vene – **316498719514**

9 – lateraler Schwanzmuskel – **517489519641**

10 – kaudale Gesäßarterie – **898571219714**

kaudale Gesäßvene – **518614819718**

11 – langer Schwanzsenker – **345891298741**

12 – oberflächlicher Kopf des doppelten Oberschenkelmuskels – **318517219648**

13 – Tiefenkopf des doppelten Oberschenkelmuskels – **649851298791**

14 – lateraler breiter Muskel – **681241298741**

15 – Zwillingsmuskeln – **501648598741**

16 – Vierkantoberschenkelmuskel – **689741898543**

17 – Oberschenkeladduktor – **364891219741**

18 – kranialer Bauch des Plattsehnenmuskels – **379841298781**

18' – kaudaler Bauch des Plattsehnenmuskels – **318741218749**

19 – Halbsehnenmuskel – **506581298749**

20 – kaudaler Abduktor des Schienbeins – **319517518641**

21 – Ischiasnerv – **587361298749**

22 – Poptileallymphknoten – **318511809649**

23 – Schienbeinnerv – **185749589741**

24 – gemeiner Wadenbeinnerv – **689701589498**

25 – Wadenmuskel – **498741298748**

26 – Oberschenkelschlagader – **819714219718**

Oberschenkelvene – **318514218617**

27 – kaudale Oberschenkelschlagader – **649851319718**

kaudale Oberschenkelvene – **649571318648**

28 – kaudaler Hautnerv des Schienbeins – **318741518748**

29 – laterale Safenavene (subkutan) – **318581219714**

Hautast des Schienbeinnervs – **185314219718**

30 – lateraler Hautnerv des Oberschenkels – **317514218548**

31 – kaudaler Hautnerv des Oberschenkels – **578741298581**

32 – birnenförmiger Muskel – **794891298581**

33 – Zweig der tiefen runden Beckenarterie – **317548518741**

Zweig der tiefen runden Beckenvene – **589741298371**

Zweig des kranialen Gesäßnervs – **317581219491**

Abb. 26 Muskeln, Nerven und Gefäße des Beckens und des Oberschenkels der rechten Beckengliedmaßen des Hundes (mediale Oberfläche)

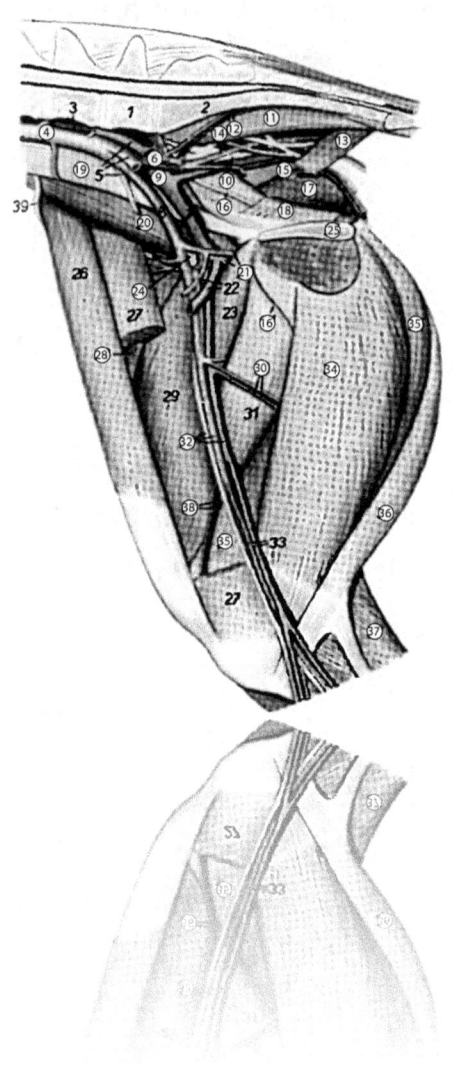

1 – VII Lendenwirbel – **317549818419**

2 – Kreuzbein – **495641219748**

3 – kaudale Hohlvene – **361241298781**

4 – Hauptschlagader – **589371298641**

5 – linke gemeine Hüftblutader – **581364589781**

linke äußere Hüftschlagader – **314851219648**

Oberschenkel-Geschlechtsnerv – **648371298491**

6 – linke innere Hüftschlagader – **378541298741**

7 – rechte äußere Hüftblutader – **378471298491**

8 – rechte äußere Hüftschlagader (26 linke) –

9 – rechte gemeine Hüftblutader (26 linke)

10 – Ischiasnerv – **587361298749**

innere Schamschlagader – **498781298649**

innere Hüftblutader – **598781298648**

11 – kurzer Schwanzsenker – **689371298498**

12 – mittlere Kreuzbeinschlagader – **531298649791**

mittlere Kreuzbeinvene – **589748569491**

13 – Schwanzmuskel – **649571298781**

14 – kaudale Gesäßarterie – **898571219714**

15 – kaudaler Haut-Oberschenkelnerv – **578741298581**

16 – Hüftlochnerv – **859631298498**

16' – Hüftlochnervzweig – **368581298749**

17 – innerer Verschlußmuskel – **681298598741**

© Г. П. Грабовой, 2004

18 – Anusheber – **631589498751**

19 – kleiner Lendenmuskel – **589781298741**

20 – Becken-Lendenmuskel – **361548519741**

21 – tiefe Oberschenkelschlagader – **369581298781**

Tiefe Oberschenkelvene – **751589498641**

22 – Unterleib-Schamstamm – **316859798748**

23 – kammartiger Muskel – **618014518318**

24 – Oberschenkelnerv – **839571298641**

25 – Beckensymphyse – **501649298741**

26 – kranialer Bauch des Schneidermuskels – **898715319718**

27 – kaudaler Bauch des Schneidermuskels – **361581298749**

28 – gerader Oberschenkelmuskel – **898781398649**

29 – dicker medialer Muskel – **318601298586**

30 – Muskelast der Oberschenkelschlagader – **387541298781**

Muskelast der Oberschenkelvene – **361898598671**

31 – Oberschenkeladduktor – **364891219741**

32 – Oberschenkelschlagader – **819714219718**

Oberschenkelvene – **318514218617**

Safenanerv (subkutan) – **531298749781**

33 – Safenaarterie (subkutan) – **539641298789**

mediale Safenavene (subkutan) – **198541298648**

34 – Schlankmuskel – **316841219849**

35 – Plattsehnenmuskel – **519711819748**

36 – Halbsehnenmuskel – **506581298749**

37 – Wadenmuskel – **498741298748**

38 – absteigende Kniegelenkschlagader – **531898569749**

absteigende Kniegelenkvene – **581298691749**

39 – lateraler Hautnerv des Oberschenkels – **317514218548**

Abb. 27 Muskeln, Nerven und Gefäße des linken Schienbeins des Hundes (laterale Oberfläche)

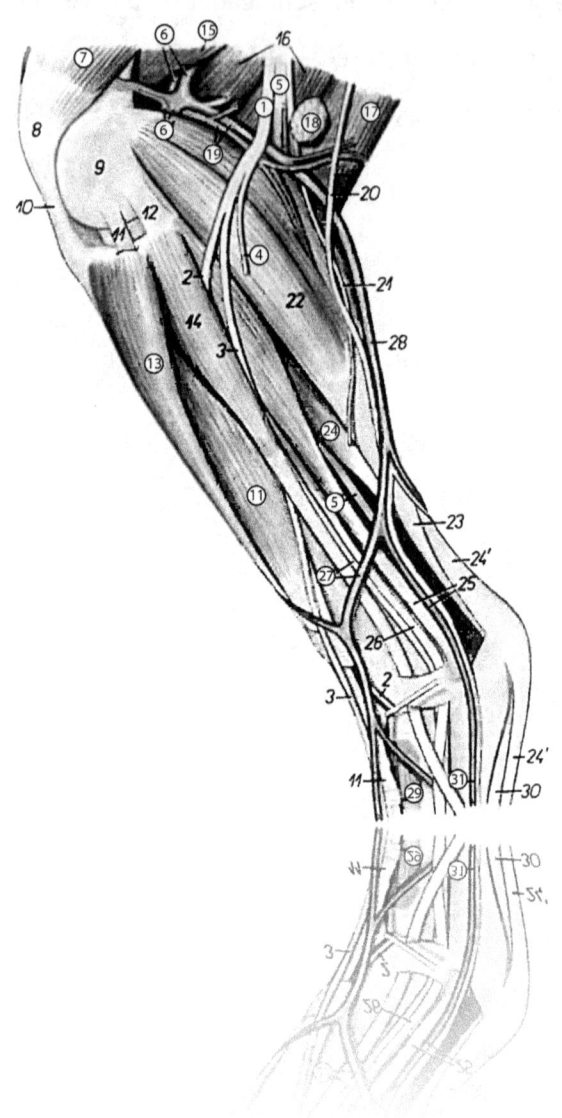

1 – gemeiner Wadenbeinnerv – **689701589498**

2 – tiefer Wadenbeinnerv – **589781298649**

3 – oberflächlicher Wadenbeinnerv – **638541298781**

4 – lateraler Schienbein-Hautnerv – **369781298749**

5 – Schienbeinnerv – **185749589741**

6 – Oberschenkelschlagader – **819714219718**

Oberschenkelvene – **318514218617**

6' – Kniekehlenschlagader – **316498539871**

Kniekehlenvene – **389641298781**

7 – dicker lateraler Muskel – **638718518741**

8 – Kniescheibe – **815361219714**

9 – lateraler Kondylus des Oberschenkelbeins – **689471219848**

10 – Patellasehne – **369851298794**

11 – langer Zehenstrecker – **614891298591**

12 – laterales Außenband – **649541298784**

13 – kranialer Schienbeinmuskel – **581794587584**

14 – langer Wadenbeinmuskel – **389781298749**

15 – Oberschenkeladduktor – **364891219741**

16 – Plattsehnenmuskel – **519711819748**

17 – Halbsehnenmuskel – **506581298749**

18 – Kniekehlenlymphknoten – **318511809649**

19 – kaudale Oberschenkelschlagader – **649851319718**

kaudale Oberschenkelvene – **649571318648**

20 – lateraler Haut-Schienbeinnerv – **369781298749**

21 – kaudaler Haut-Schienbeinnerv – **318741518748**

22 – Wadenmuskel – **498741298748**

23 – Flechse des Wadenmuskels – **586421798749**

24 – oberflächlicher Zehenbeuger – **683519589741**

24' – Flechse des oberflächlichen Zehenbeugers –**584391598749**

25 – langer Beuger des I. Zehes – **369741389789**

kaudaler Ast der lateralen Safenavene (subkutan) – **849571298746**

26 – lateraler Zehenstrecker – **798371298748**

27 – kurzer Wadenbeinmuskel – **689781298749**

kranialer Ast der lateralen Safenavene (subkutan) – **314851219648**

28 – laterale Safenavene (subkutan) – **318581219714**

29 – kurzer Zehenstrecker – **689571298749**

30 – Abduktor des V. Zehes – **581316219748**

31 – IV plantare Mittelfußarterie – **498531298648**

Abb. 28 Muskeln, Nerven und Gefäße des rechten Schienbeins des Hundes (mediale Oberfläche)

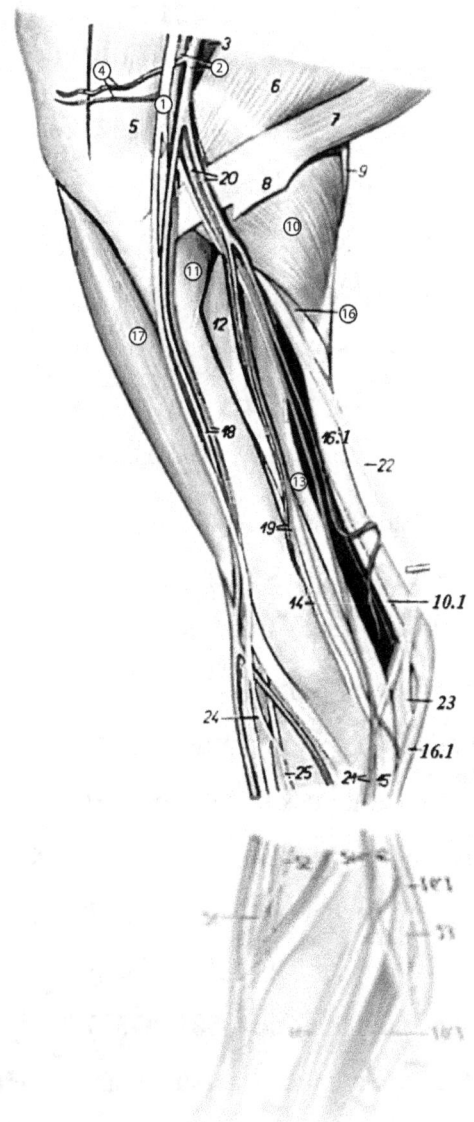

1 – Safenanerv (subkutan) – **531298749781**

2 – Safenaarterie (subkutan) – **539641298789**

Mediale Safenavene (subkutan) – **198541298648**

3 – Plattsehnenmuskel – **519711819748**

4 – mediale Kniegelenkschlagader – **381581298641**

mediale Kniegelenkvene – **368541298781**

5 – kaudaler Bauch des Schneidermuskels – **361581298749**

6 – Schlankmuskel – **316841219849**

7 – Plattsehnenmuskel – **519711819748**

8 – Fersenflechse – **364851298749**

9 – laterale Safenavene (subkutan) – **318581219714**

10 – medialer Kopf des Wadenmuskels – **649781298749**

10' – Flechse des dreiköpfigen Schienbeinmuskels – **318548798648**

11 – poplitealer Muskel – **587541298641**

12 – langer Zehenbeuger – **368741298781**

13 – langer Beuger des I. Zehes – **369741389789**

14 – kaudaler Schienbeinmuskel – **531689589748**

15 – Flechse des Tiefenzehenbeugers – **638781298749**

16 – oberflächlicher Zehenbeuger – **683519589741**

16.1 – Flechse des oberflächlichen Zehenbeugers – **584391598749**

17 – kranialer Schienbeinmuskel – **581794587584**

18 – kranialer Ast der Safenaarterie (subkutan) – **355649589781**

kranialer Ast der medialen Safenavene (subkutan) – **361498598781**

19 – Wadenbeinschlagader – **316497518894**

Wadenbeinvene – **364895361596**

20 – kaudaler Ast der Safenaarterie (subkutan) – **371541298741**

kaudaler Ast der medialen Safenavene (subkutan) – **365497898781**

21 – medialer Plantarnerv – **689371298491**

mediale Plantararterie – **583194588471**

22 – Schienbeinnerv – **185749589741**

23 – lateraler Plantarnerv – **894791298751**

24 – kurzer Zehenstrecker – **689571298749**

25 – langer Strecker des I. Zehes – **589791298749**

Abb. 29 Muskeln, Nerven und Gefäße der Pfote des linken Hintergliedmaßenßen des Hundes (dorsale Oberfläche)

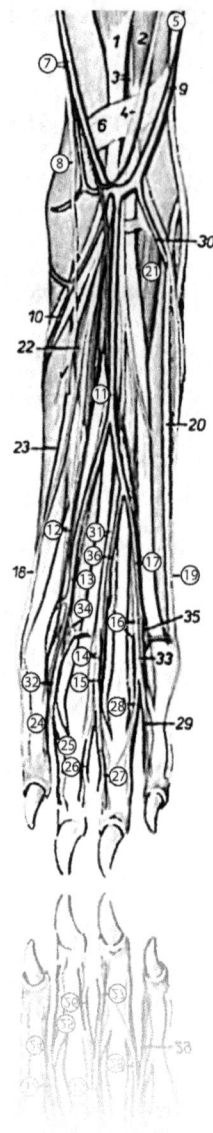

1 – kranialer Schienbeinmuskel – **581794587584**

2 – langer Zehenstrecker – **614891298591**

3 – kraniale Schienbeinschlagader – **475849598681**

tiefer Wadenbeinnerv – **589781298649**

4 – oberflächlicher Wadenbeinnerv – **638541298781**

5 – langer Wadenbeinmuskel – **389781298749**

6 – Querband des Schienbeins – **317849519641**

7 – kranialer Ast der Safenaarterie (subkutan) – **355649589781**

kranialer Ast der Safenavene (subkutan) – **839751298641**

8 – kranialer Ast des Safenanervs (subkutan) – **875149519861**

9 – kranialer Ast der lateralen Safenavene (subkutan) – **314851219648**

10 – mediale Fußwurzelvene – **584731598641**

11 – gemeine dorsale Zehenvene – **538748519641**

12 – II gemeine dorsale Zehenarterie – **485749898641**

13 – II gemeine dorsale Zehenvene – **519316518317**

14 – III gemeiner dorsaler Zehennerv – **548371298641**

15, 36 – III gemeine dorsale Zehenvene – **849741298841**

16 – IV gemeine dorsale Zehenarterie – **541316819419**

17 – IV gemeine dorsale Zehenvene – **489481298641**

18 – II medialer dorsaler Zehennerv – **619714519718**

19 – V lateraler dorsaler Zehennerv – **619317819419**

20 – lateraler Zehenstrecker – **591016789491**

© Г. П. Грабовой, 2004

21 – kurzer lateraler Zehenstrecker – **516891519749**

22 – kurzer medialer Zehenstrecker – **891498519618**

23 – langer Strecker des I. Zehes – **589791298749**

24 – lateraler Dorsalnerv des II. Zehes – **316541219819**

25 – medialer Dorsalnerv des III. Zehes – **498541219851**

26 – lateraler Dorsalnerv des III. Zehes – **618541219718**

27 – medialer Dorsalnerv des IV. Zehes – **648541298741**

28 – lateraler Dorsalnerv des IV. Zehes – **518571518641**

29 – medialer Dorsalnerv des V. Zehes – **893641298748**

30 – laterale Fußwurzelvene – **316581219749**

31 – III gemeine dorsale Zehenarterie – **513891319641**

32 – II gemeiner dorsaler Zehennerv – **318641298749**

33 – IV gemeiner dorsaler Zehennerv – **318541219648**

34 – II dorsaler Mittelfußnerv – **539781298648**

35 – IV dorsaler Mittelfußnerv – **898641298749**

Abb. 30 Muskeln, Nerven und Gefäße der Pfote der rechten Hintergliedmaßen des Hundes (plantare Oberfläche)

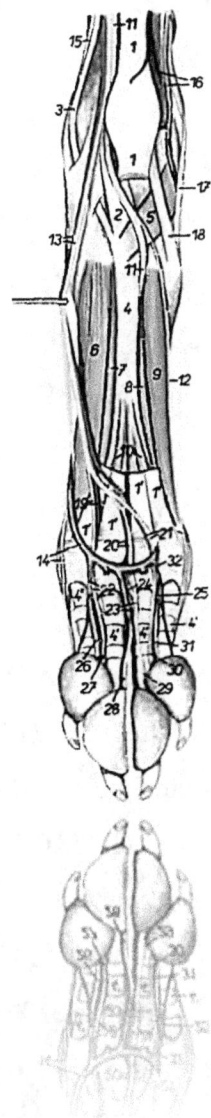

1 – oberflächlicher Zehenbeuger – **683519589741**

2 – Flechse des langen Beugers des I. Zehes – **894517218174**

3 – Flechse des langen Zehenbeugers – **538641298784**

4 – Flechse des tiefen Zehenbeugers – **638781298749**

5 – Vierkant-Sohlenmuskel – **364571896498**

6 – zweiter Zwischenknochenmuskel – **541298789471**

7 –Adduktor des II. Zehes – **618394598749**

8 – Adduktor des V. Zehes – **531891319718**

9 – V Zwischenknochenmuskel – **548741298497**

10 – Zwischensehnenmuskeln – **748581298741**

11 – lateraler Plantarnerv – **894791298751**

12 – lateraler Plantarnerv des V. Zehes – **513648219718**

13 – mediale Plantararterie – **583194588471**

medialer Plantarnerv – **689371298491**

14 – plantarer distaler Venenbogen – **649714519717**

medialer Plantarnerv des II. Zehes – **642149898741**

15 – Flechse des kaudalen Schienbeinmuskels – **371854298741**

16 – kurzer Wadenbeinmuskel – **689781298749**

kaudaler Ast der lateraler Safenavene (subkutan) – **849571298746**

17 – langer Wadenbeinmuskel – **389781298749**

18 – Abduktor des V. Zehes – **581316219748**

19 – II gemeine plantare Zehenarterie – **314547298748**

II gemeiner plantarer Zehennerv – **345649589741**

20 – III gemeiner plantarer Zehennerv – **685371298498**

III gemeine plantare Zehenarterie – **316718016498**

21 – IV gemeiner plantarer Zehennerv – **375491298641**

IV gemeine plantare Zehenarterie – **316891298741**

22 – II gemeine plantare Zehenvene – **364841298781**

23 – III gemeine plantare Zehenvene – **549641298748**

24 – III plantarer Mittelfußnerv – **364891298741**

25 – IV laterale plantare Zehenvene – **361498798641**

26 – II lateraler plantarer Zehennerv – **364891298741**

27 – III medialer plantarer Zehennerv – **364897549748**

28 – III lateraler plantarer Zehennerv – **310648510491**

29 – IV medialer plantarer Zehennerv – **316014219718**

30 – IV lateraler plantarer Zehennerv – **316014219498**

31 – V medialer plantarer Zehennerv – **314851219748**

32 – V gemeiner plantare Zehenvene – **348741298741**

Nervensystem – 589641298781

zentrales Nervensystem – 548671298581
Gehirn – 448194898671
Hauptabteilungen des Gehirns des Hundes:

Großhirn – **318581298781**

Endhirn (Riechhirn und Hirnmantel)– **498741298731**

Zwischenhirn – **468591398781**

Sehhügel (Thalamus) – **516718319841**

Epithalamus – **498741298648**

Hypothalamus – **368541298749**

Metatalamus – **485471297488**

Mittelhirn (Großhirnschenkel und Vierhügelplatte) – **531681298715**

Rautenhirn – **317318618491**

Hinterhirn (Kleinhirn und Brücke) – **513849519681**

Nachhirn – **318541317518**

Abb. 31 Gehirn des Hundes von der dorsalen Oberfläche

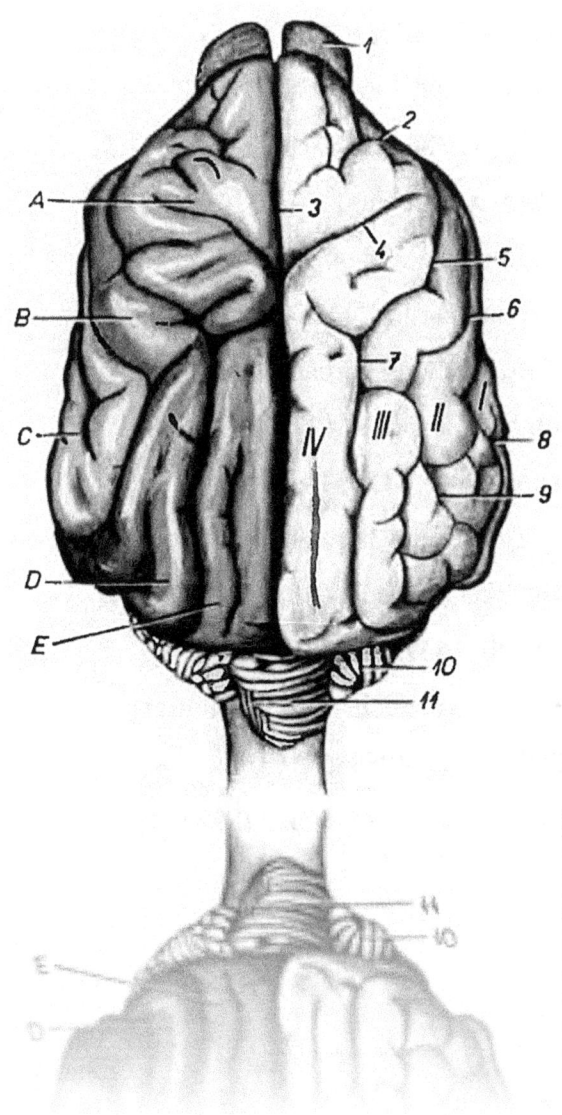

1 – Riechkolben – **531478619715**

2 – Nasenzweig der Sylvius-Furche – **513851218641**

3 – Längsspalte – **536851219718**

4 – Kreuzfurche – **648713519718**

5 – Kranzfurche – **538641218718**

6 – nasale Über-Sylvius-Furche – **531689568714**

7 – Außenrandfurche – **318648598741**

8 – Außen-Sylvius-Furche – **385471298641**

9 – mittlere Über-Sylvius-Furche – **314581316784**

10 – Kleinhirnhemisphäre – **497891298318**

11 – Würmchen – **649531298749**

A – Bewegungsbereich – **381019698741**

B – Empfindlichkeitsbereich – **398751298618**

C – Gehörbereich – **649531298741**

D – Schläfenscheitelbereich – **318501989641**

E – visueller Bereich – **485485719318**

I – IV – Bogenwindungen – **689371289781**

Abb. 32 Gehirn des Hundes von der basalen Oberfläche.

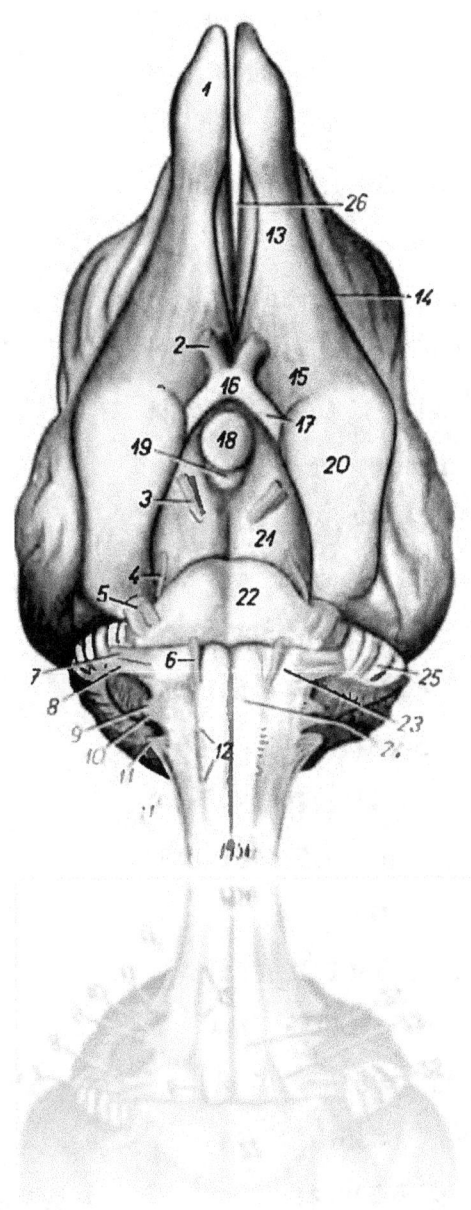

1 – Riechkolben –**531478619715**

2 – Sehnerv –**684571298781**

3 – Okulomotorius – **894571298648**

4 – Rollnerv – **375489498741**

5 – Drillingsnerv –**368571298581**

6 – Augenabziehnerv – **618419519781**

7 – Gesichtsnerv – **371548298641**

8 – Gleichgewichtshörnerv –**518314516471**

9 – Zungenrachennerv – **461294298718**

10 – Lungen-Magennerv – **538601298491**

11 – Zusatznerv – **016548598671**

11' – Spinalwurzel des Zusatznervs – **395781298649**

12 – Sublingualnerv – **317581298649**

13 – Geruchstrakt – **361388519718**

14 – Riechrinne – **548371518419**

15 – Seitengrube – **648741219489**

16 – Chiasma Opticum – **315647519819**

17 – Sehbahn – **819691719814**

18 – Hirnanhang – **513851219648**

19 – Warzenkörper – **531491518714**

20 – Birnenlappen – **538581219748**

21 – Großhirnstiel – **583514298714**

22 – Brücke – **829361298741**

23 – Trapezkörper – **361298718317**

24 – Pyramide des Nachhirns – **368561298578**

25 – Kleinhirn – **531851219618**

26 – Längsspalte – **536851219718**

Rückenmark des Hundes
Abb. 33 Rückenmark

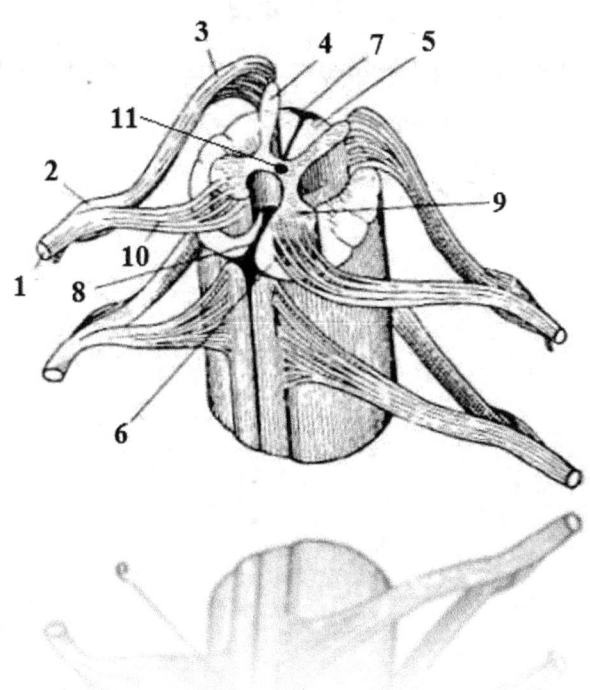

1 – Rückenmarksnerv – **148549649571**

2 – Spinalganglion – **538641298781**

3 – obere Wurzeln – **369751298741**

4 – obere Hörner graue Hirnsubstanz. – **549641298741**

5 – weiße Hirnsubstanz (oberes Bündel) – **618571298749**

6 – weiße Hirnsubstanz (unteres Bündel) –**589641219748**

7 – obere Längsspalte – **589741298789**

8 – untere Längsspalte – **548541298749**

9 –untere Hörner der grauen Hirnsubstanz – **369781298497**

10 – untere Spinalnervenwurzeln–**367581298749**

11 – Zentralkanal – **319851219648**

Abb. 34 Endstück des Rückenmarks im Spinalkanal

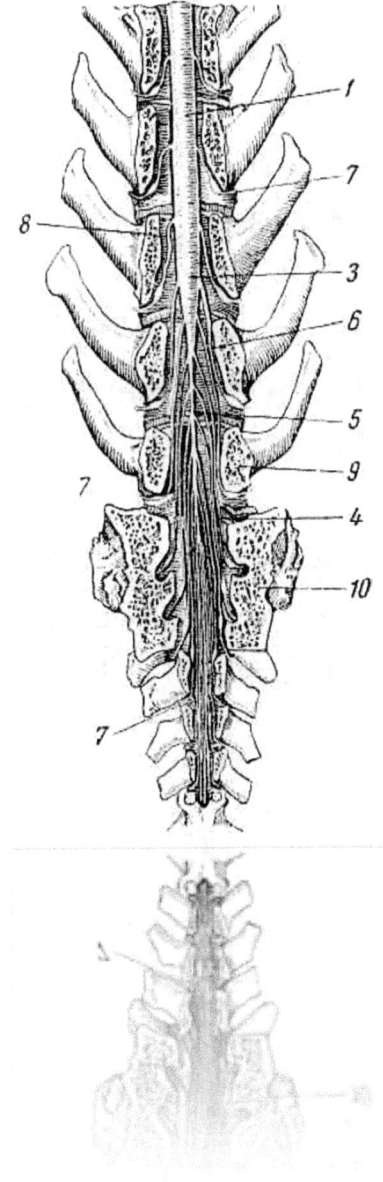

1 – Rückenmark – **539641298748**
2 – Duraschlauch – **589681298749**
3 – Markkegel – **531298698741**
4 – Pferdeschwanz – **519064319071**
5 – Endfaden – **378541298641**
6 – Epiduralraum –**375891298641**
7 – Rückenmarksnerven – **531688378971**
8 – ihre Wurzeln (im Subduralraum) – **368571298741**
9 – letzter Lendenwirbel – **317549818419**
10 – Kreuzbein – **495641219748**

peripheres Nervensystem – 531298698741
vegetatives Nervensystem (autonom) – 531854859641
Sinnesorgane – 361319318491

Sehorgan – 318541298648
Abb. 35 Struktur des Handeauges

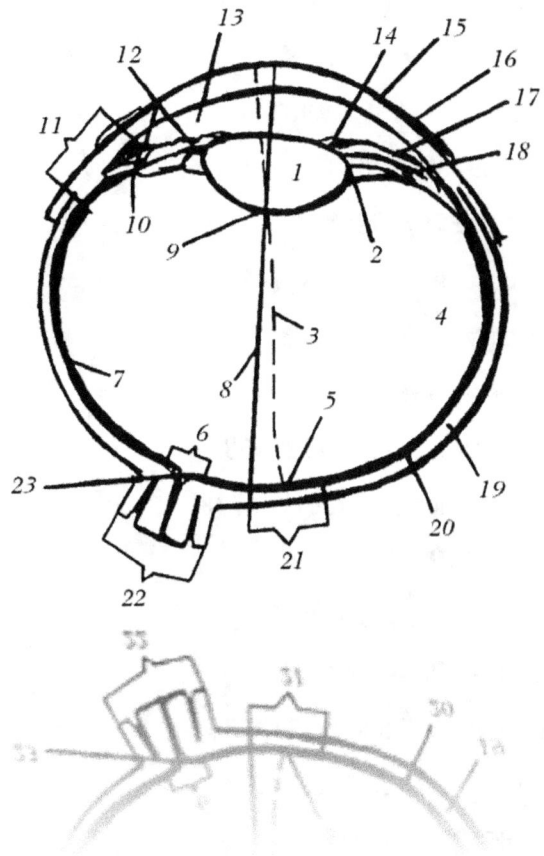

1 – Augenlinse – **318516718748**

2 – Zonulafasern – **518514219618**

3 – Gesichtsachse – **648741218741**

4 – Glaskörper – **598742898741**

5 – Zentralgrube – **589891519641**

6 – Sehnervenkopf – **895681298741**

7 – Netzhaut – **894581298681**

8 – Sehachse – **895781298681**

9 – Hinterlinsenraum – **809685398718**

10 – Ciliarfortsätze – **361291298785**

11 – Ciliarkörper – **561897319714**

12 – hintere Kammer – **834871298681**

13 – vordere Kammer – **839601298748**

14 – Iris – **316841298571**

15 – Hornhaut – **518731219749**

16 – Bindehaut – **319641218498**

17 – Schlemm-Kanal – **584291319784**

18 – Ziliarmuskel – **498561219749**

19 – Sklera – **854971219789**

20 – Gefäßhaut – **548191298741**

21 – gelber Fleck – **319581219648**

22 – Sehnerv – **684571298781**

23 – Siebbeinplatte – **531589789641**

Gleichgewichts-Hörorgan – 318498519641

Abb. 36 Gleichgewichts- und Hörorgane – 549821298641

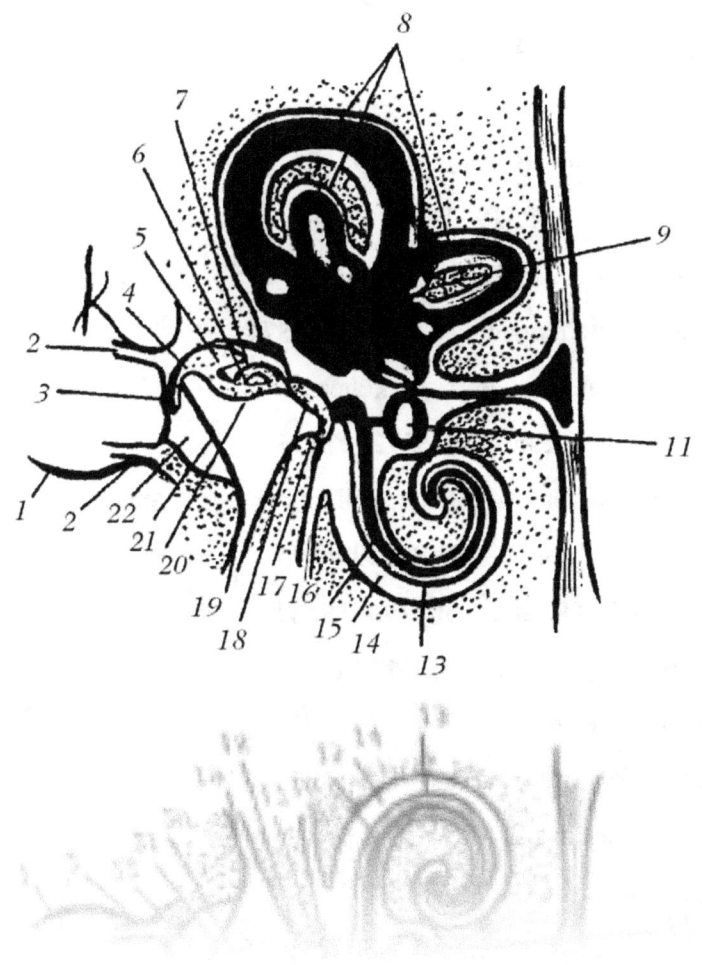

1 – Ohrmuschel – **386541218749**

2 – äußerer Gehörgang – **219849217564**

3 – Trommelfell – **397518698741**

4 – Hammer – **685691798741**

5 – Amboss – **585741298781**

6 – Steigbügelmuskel – **368561298491**

7 – Steigbügel – **819519719641**

8 – Bogengang – **219714519841**

9 – Gleichgewichtsmacula – **589745895741**

10 – Endolymphgang und Säckchen im Aquaeductus vestibuli – **531219719641**

11 – Rundsäckchen mit Gleichgewichtsmacula – **589371298641**

12 – Schneckenbogen – **375851298641**

13 – Corti`sches Organ – **501294619681**

14 – Paukentreppe – **538781298781**

15 – vestibulärer Kanal – **364801298751**

16 – Schneckenaquaeductus – **823149598671**

17 – Schneckenfenster – **718361218419**

18 – Promontorium – **498541891018**

19 – Knochenohrtrompete – **514801219418**

20 – linsenförmiger Knochen – **619514819510**

21 – Trommelfellspanner – **895641298714**

22 – Paukenhöhle – **314648219887**

Geruchsorgan – **316821219718**

Geschmacksorgan – **318541319471**

Tastorgan – **314891649748**

Struktur der Verdauungsorgane – **314801969517**

Abb. 37 Zahnarkaden der Hunde:

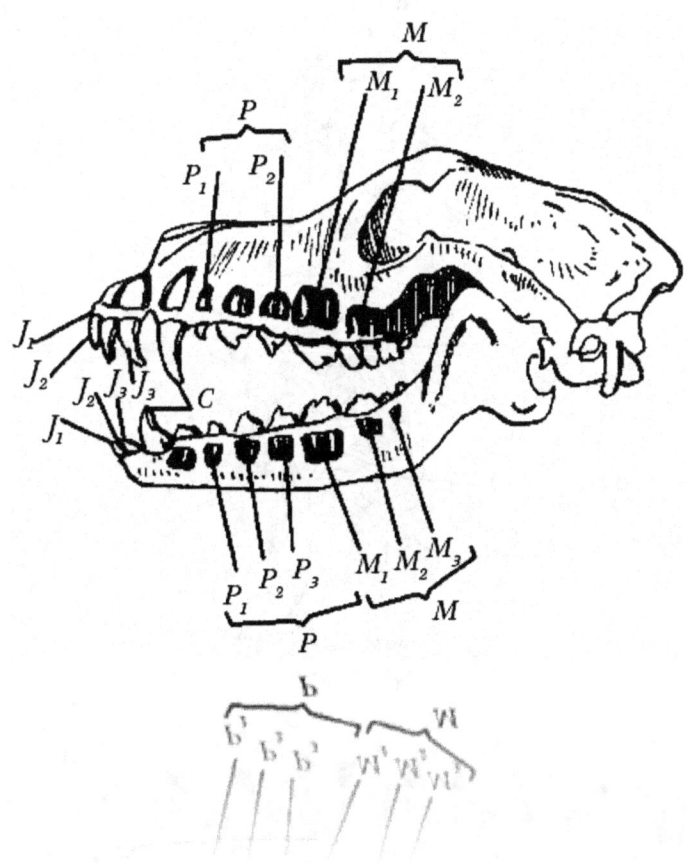

J – Schneidezähne – **189534671409**

C – Eckzähne – **531298697561**

P – Backenzähne – **648541498741**

M – Mahlzähne – **897581918641**

Abb. 38 Schaubild der Verdauungsorgane des Hundes – 316581219714

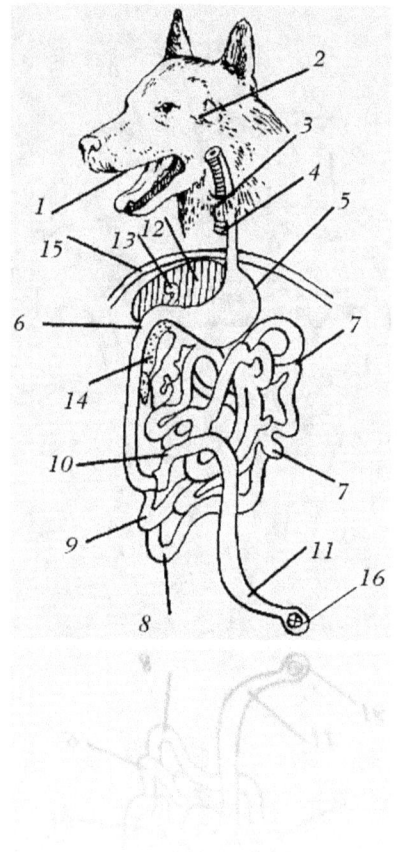

1 – Mundhöhle – **468571298781**

2 – Speicheldrüse – **649541298741**

3 – Kehle – **531298498781**

4 – Speiseröhre – **168741298361**

5 – Magen – **894741298491**

6 – Zwölffingerdarm – **536891798498**

7 – Leerdarm – **361519518741**

8 – Krummdarm – **368541589781**

9 – Blinddarm – **897531219489**

10 – Grimmdarm – **310401519684**

11 – Mastdarm – **648741298518**

12 – Leber – **498781219849**

13 – Gallenblase – **649851318584**

14 – Pankreas – **314581987318**

15 – Zwerchfell – **378781298641**

16 – Darrmausgang – **301854298641**

Abb. 39 Leber des Hundes von der Zwerchfelloberfläche

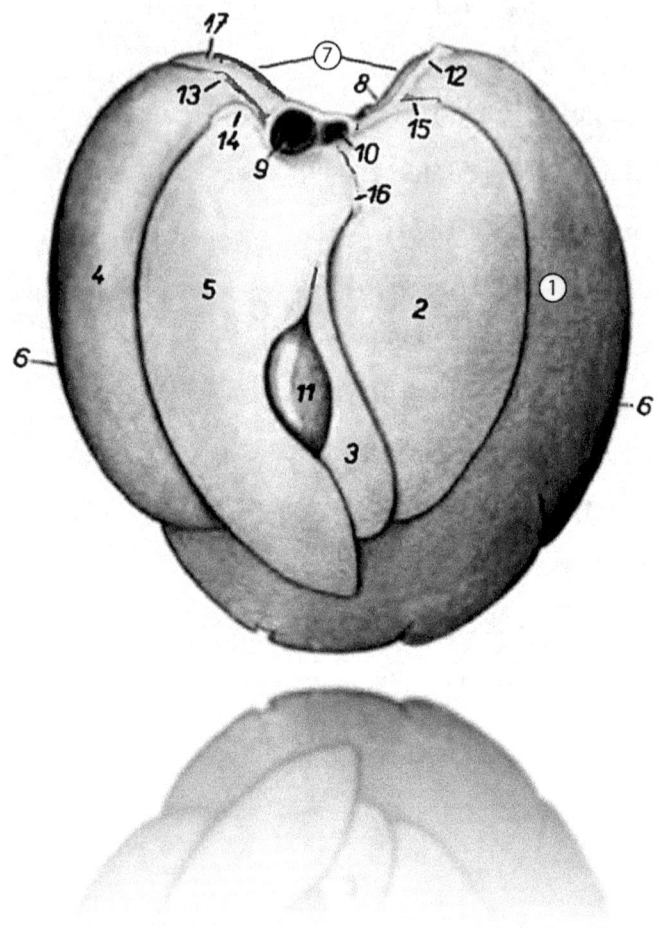

1 – linker Seitenlappen – **578951678671**

2 – linker Mediallappen – **368541298781**

3 – Viereckklappen – **319491219851**

4 – rechter Seitenlappen – **719641298781**

5 – rechter Mediallappen – **364591298781**

6 – scharfe Kante – **196498597471**

7 – stumpfe Kante – **829671219841**

8 – Gastroeindruck – **539741219819**

9 - kaudale Hohlvene – **361241298781**

10 – Lebervene – **316498719581**

11 – Gallenblase – **649851318584**

12 – linke Dreieckanordnung – **368781298941**

13 – rechte Dreieckanordnung – **519842819741**

14 – rechtes Kranzband – **648741298781**

15 – linkes Kranzband – **641518718748**

16 – Sichelband – **516814219718**

Ligamentum rotundum – **316018519614**

17 – Schwanzfortsatz – **517584318641**

© Г. П. Грабовой, 2004

Abb. 40 Leber des Hundes von der kaudalen Oberfläche – 564891298741

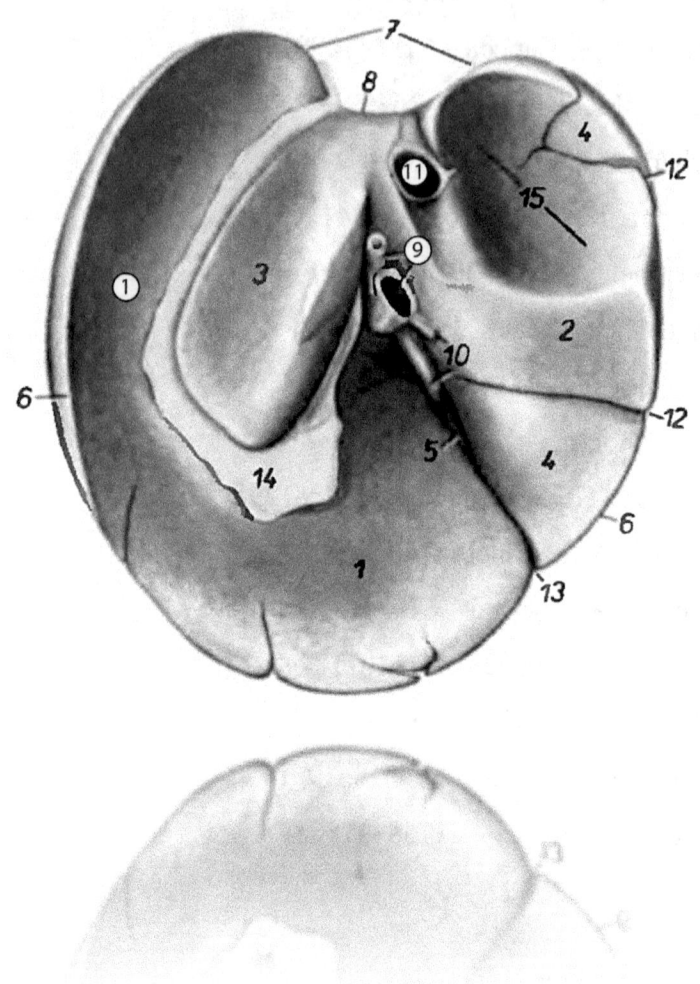

1 – linker Seitenlappen mit Mageneindruck –**517581219748**

2, 3 – geschwänzter Lappen – **316714219518**

2 – Schwanzfortsatz – **517584318641**

3 – Warzenfortsatz – **517518619741**

4 – rechter Seitenlappen – **719641298781**

5 – rechter medialer Segment – **364591298781**

6 – scharfe Kante – **196498597471**

7 – stumpfe Kante – **829671219841**

8 – Gastroeindruck – **539741219819**

9 – Pfortader – **389741298541**

Leberschlagader – **831649589741**

10 – Gallenblase – **649851318584**

Cholangie – **318741218498**

11 – kaudale Hohlvene – **361241298781**

12 – Interlobarausschnitte – **149581298741**

13 – Gallenblasenausschnitt – **367891298741**

14 – kleines Netz – **345489789781**

15 – Niereneindruck – **386194518781**

Abb. 41 Darm des Hundes von der rechten Seite (schematisch)

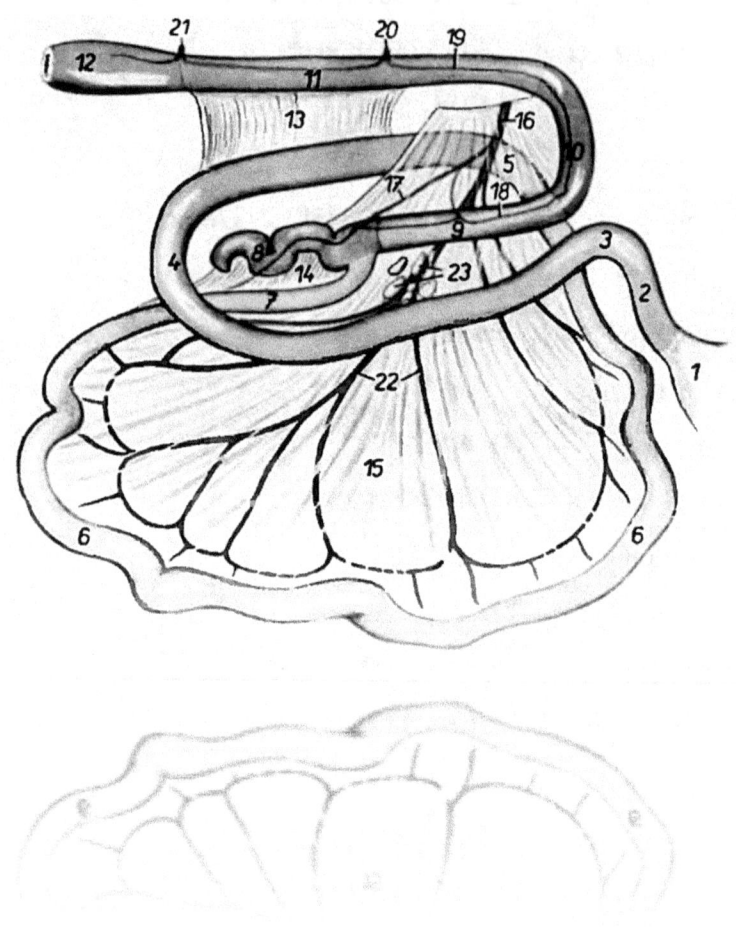

1 – Magen – **894741298491**

2, 3, 4 – Zwölffingerdarm – **536891798498**

2 – kranialer Teil des Zwölffingerdarms – **537891498741**

3 – erste Beuge des Zwölffingerdarms – **497541298781**

4 – zweite Beuge des Zwölffingerdarms – **365891298741**

5 – Beuge des Zwölffinger-und Leerdarms –**361298589741**

6 – Leerdarm – **361519518741**

7 – Krummdarm – **368541589781**

8 – Blinddarm – **897531219489**

9 – aufsteigender Teil des Grimmdarms– **539641298741**

10 – Querteil des Grimmdarms – **513891498618**

11 – absteigender Teil des Grimmdarms – **891718519641**

12 – Mastdarm – **648741298518**

13 – Zwölffinger-und Grimmdarmband – **835491298748**

14 – Krumm-und Blinddarmband – **745891298718**

15 – Leerdarmsgekröse – **368571298749**

16 – kraniale Gekröseschlagader – **531891291694**

17 – Hüft-und Blindgrimmdarmschlagader – **851291297581**

18 – rechte Grimmdarmschlagader – **697591371849**

19 – linke Grimmdarmschlagader – **319649319064**

20 – kaudale Gekröseschlagader – **489751898619**

21 – kaudale Mastdarmschlagader – **361857378491**

22 – Arterien des Leerdarms – **517518519614**

23 – Lymphknoten des Leerdarms – **519064519718**

Atmungsorgansystem – 517819319641

Nase und Nasenhöhle – **518541219648**

Laryngen – **389718516314**

Lunge – **314801516497**

Abb. 42 Lunge des Hundes von der rechten Seite

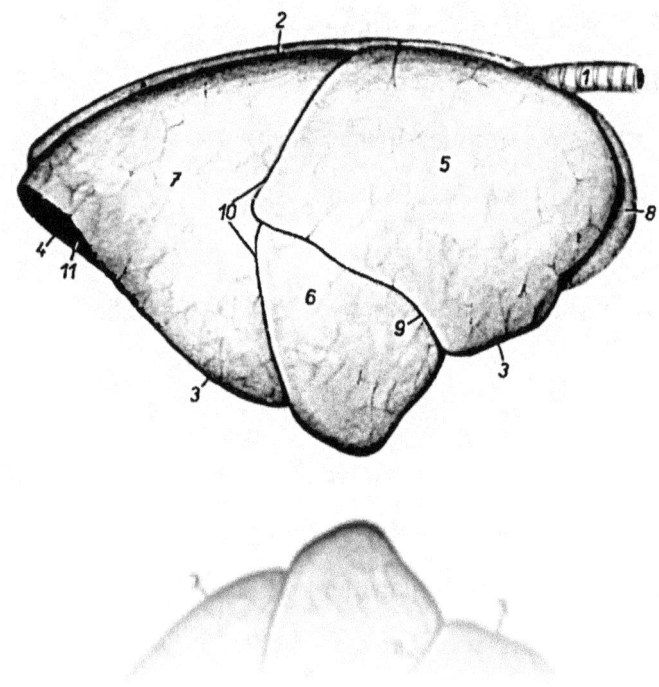

1 – Luftröhre – **581319518615**

2 – stumpfe Kante – **318749519641**

3 – scharfe Kante – **361891291648**

4 – mediastinale Kante – **315498718741**

5 – rechter Dachlappen – **641218519714**

6 – rechter Herzlappen – **361891379849**

7 – rechter Zwerchfelllappen – **589749894371**

8 – linker Dachlappen – **648741518749**

9 – Herzkerbe – **891516319849**

10 – Interlobärausschnitt – **515641298749**

11 – Zwerchfelloberfläche – **516317819415**

Abb. 43 Lunge des Hundes von der linken Seite – 518714219718

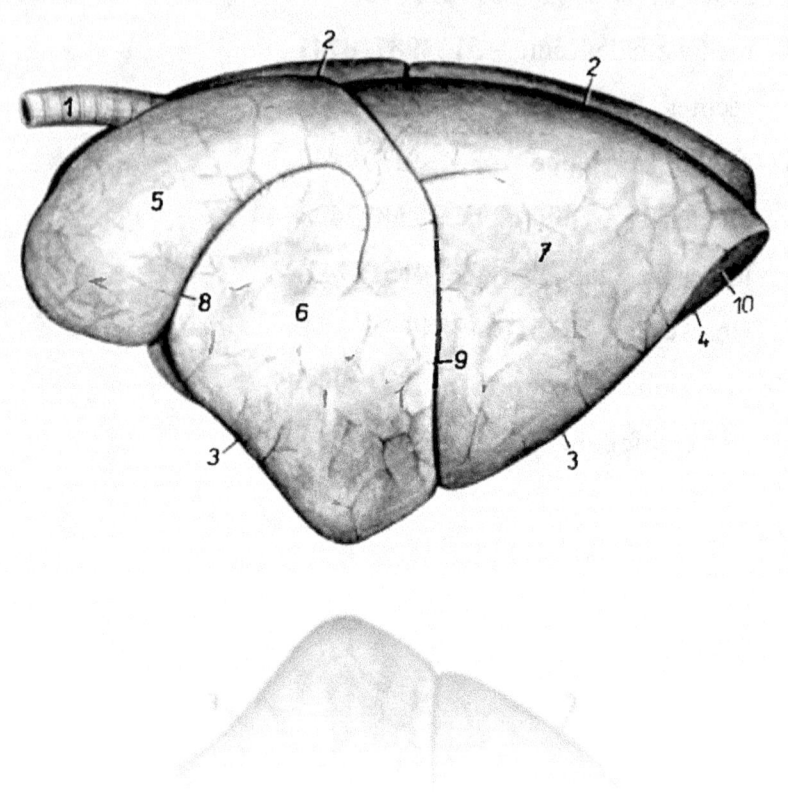

1 – Luftröhre – **581319518615**

2 – stumpfe Kante – **318749519641**

3 – scharfe Kante – **361891291648**

4 – mediastinale Kante – **315498718741**

5, 6, 7 – Rippenfläche – **513518619714**

5 – linker Dachlappen – **648741518749**

6 – linker Herzlappen – **316819519718**

7 – linker Zwerchfelllappen – **318714219618**

8 – Herzkerbe – **891516319849**

9 – Interlobärausschnit – **515641298749**

10 – Zwerchfelloberfläche – **516317819415**

Abb. 44 Lunge des Hundes von der Zwerchfelloberfläche

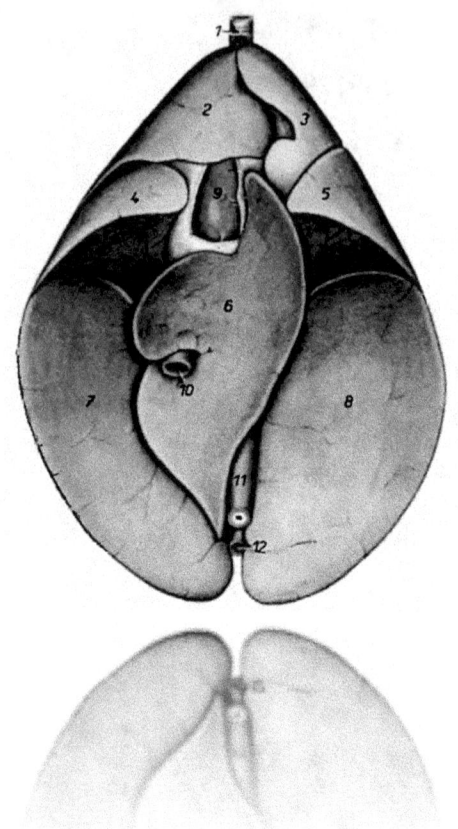

1 – Luftröhre – **581319518615**

2 – rechter Dachlappen – **641218519714**

3 – linker Dachlappen – **648741518749**

4 – rechter Herzlappen – **361891379849**

5 – linker Herzlappen – **318519649891**

6 – Zusatzlappen – **381719819641**

7 – rechter Zwerchfelllappen – **589749894371**

8 – linker Zwerchfelllappen – **318714219618**

9 – Herz in der Herztasche – **589791498591**

10 – kaudale Hohlvene – **361241298781**

11 – Speiseröhre – **168741298361**

12 – Hauptschlagader – **589371298641**

System der Harnorgane – **218591689471**

Nieren – **318316198016**

Abb. 45 Niere

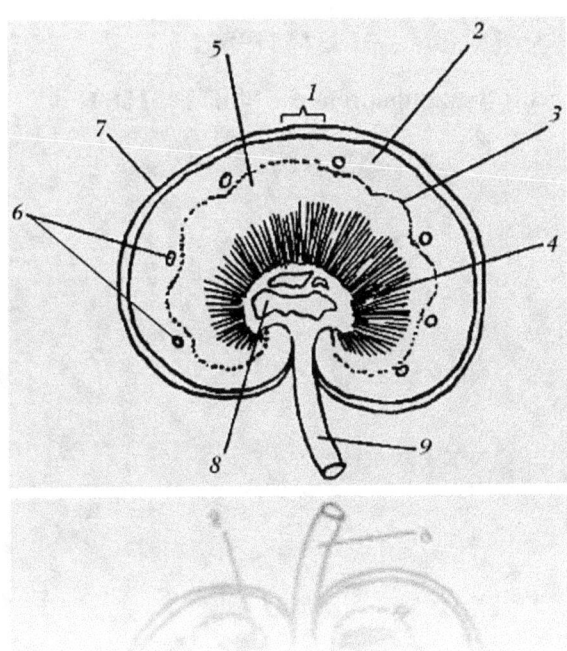

1 – Nierenlappen – **518517519641**

2 – Krustenzone – **531219698741**

3 – Grenzzone – **318571298641**

4 – Nierenpapille – **361298519741**

5 – Gehirnzone – **368741298748**

6 – Bogenarterie – **312019492861**

7 – Bindegewebskapsel – **589641587481**

8 – Nierenbecken – **601298397581**

9 – Harnleiter – **978541298648**

Harnblase – **639781298784**

Harnröhre, oder Urethra – **319316819851**

System der Fortpflanzungsorgane – **888714316897**

Abb. 46 Geschlechtsorgane des Hundes (Männchen, linke Seite)

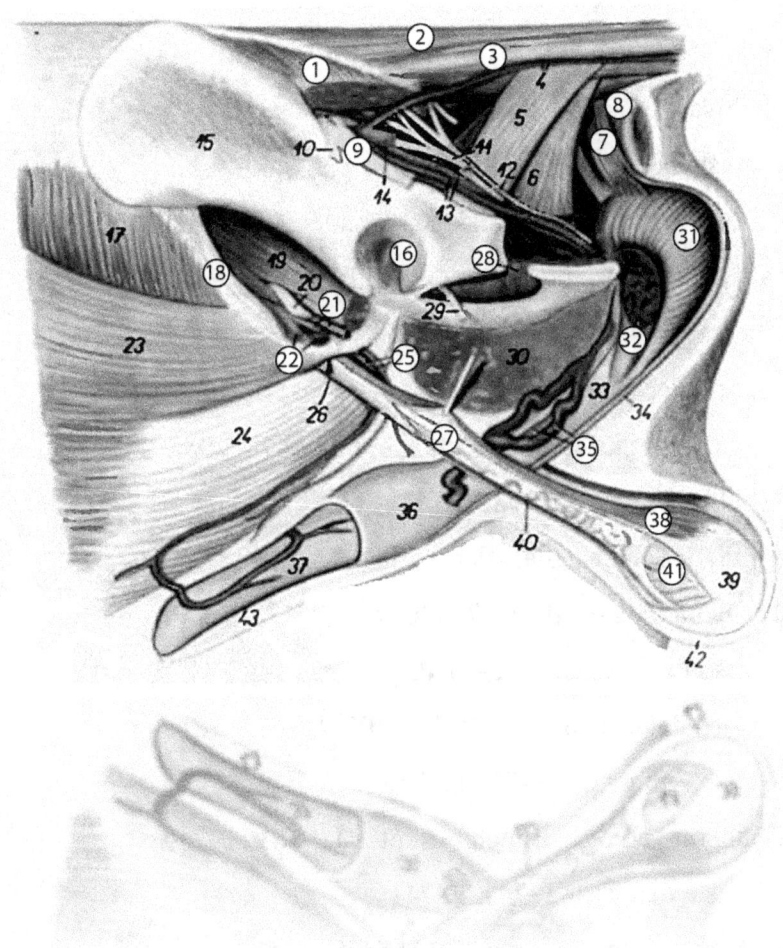

1 – oberflächlicher Gesäßmuskel – **681294319781**

2 – langer Schwanzheber – **318649518781**

3 – intransversaler Schwanzmuskel – **649581589781**

4 – laterale Schwanzarterie – **516518718714**

laterale Schwanzvene – **514891298781**

5 – Schwanzmuskel Rand – **517489519641**

6 – Anusheber – **631589498751**

7 – äußerer Anusschließmuskel (kranialer Teil) – **518318718491**

8 – äußerer Anusschließmuskel (kaudaler Teil) – **588491218741**

9 – Ischiasnerv – **587361298749**

10 – kranialer Gesäßnerv – **855719648741**

11 –kaudaler Haut-Oberschenkelnerv – **578741298581**

12 – Schamnerv – **857398698741**

13 – innere Schamschlagader – **498781298649**

innere Schamvene – **309497589641**

14 – kaudale Gesäßarterie – **898571219714**

15 – Darmbeinschaufel – **319741219848**

16 – Gelenkpfanne – **365148378581**

11 – innerer schräger Bauchmuskel – **318581219749**

18 – Leistenband – **539741298741**

19 – Becken-Lendenmuskel – **361548519741**

20 – Oberschenkelnerv – **839571298641**

21 – tiefe Oberschenkelschlagader – **369581298781**

tiefe Oberschenkelvene – **751589498641**

22 – Oberschenkelschlagader – **819714219718**

Oberschenkelvene – **318514218617**

23, 24 – äußerer schräger Bauchmuskel – **758317789481**

23 – Seitenstiel – **583741298789**

24 – Medialstiel – **315491298749**

25 – äußere Schamschlagader – **368541298781**

äußere Schamvene – **531891298748**

26 – Leistenkanal – **304851298715**

27 – Samenstrang – **642851298741**

28 – innerer Verschlußmuskel – **681298598741**

29 – Verschlußnerv – **859631298498**

30 – Oberschenkeladduktor – **364891219741**

Schlankmuskel – **316841219849**

31 – zwiebelförmiger Schwammmuskel – **365481298548**

32 – höhlenartiger Ischiasmuskel – **589531298749**

33 – Penisschaft – **318361219741**

34 – Penisrückzieher – **831518896481**

35 – dorsale Arterie des Penis – **315671298741**

dorsale Vene des Penis – **859481298641**

dorsaler Nerv des Penis – **381648574971**

36 – Zwiebel der Eichel – **310801298641**

37 – langer Teil der Eichel – **381014514861**

© Г. П. Грабовой, 2004

38 – Kremastermuskel – **361294895741**

39 – Vaginalhülle und Spermatitisfaszie –**124851648741**

40 – Samenleiter – **516498319781**

41 – Orchis – **319894019641**

42 – Hodensack – **588491298741**

43 – Vorhaut – **189681298749**

Abb. 47 Geschlechtsorgane des Hundes
(Weibchen, linke Seite)

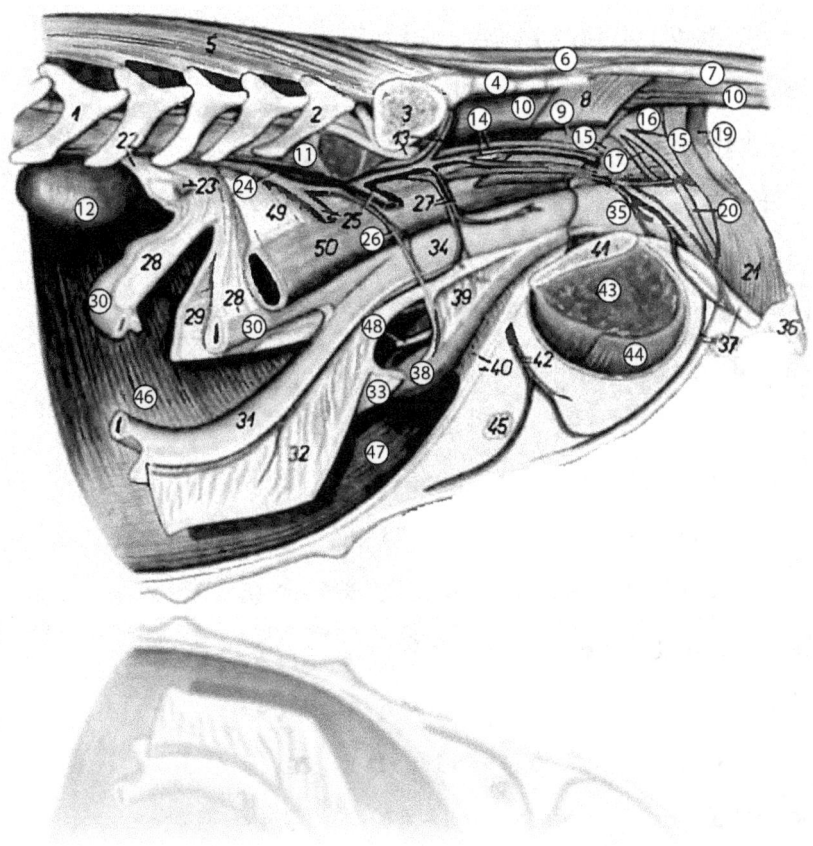

1 – III Lendenwirbel – **314891214319**

2 – VII Lendenwirbel – **317549818419**

3 – Kreuzbeinflügel – **580615718598**

4 – lateraler Teil des Kreuzbeins – **898641578678**

5 – vielgespaltener Lendenmuskel – **531894298641**

6 – langer Schwanzheber – **318649518781**

7 – intransversaler Schwanzmuskel – **649581589781**

8 – lateraler Schwanzmuskel – **517489519641**

9 – medialer Schwanzmuskel – **361894897581**

10 – langer Schwanzsenker – **345891298741**

11 – großer Lendenmuskel – **855641985498**

12 – linke Niere – **649781298781**

13 – Ischiasnerv – **587361298749**

kraniale Gesäßarterie – **501297298648**

kraniale Gesäßvene – **501297568497**

14 – kaudale Gesäßarterie – **898571219714**

kaudale Gesäßvene – **518614819718**

15 – Ampulle des Mastdarms – **642104298748**

16 – Anusheber – **631589498751**

17 – innere Schamschlagader – **498781298649**

Innere Schamvene – **309497589641**

Schließmuskel des Mastdarms – **612498718491**

18 – äußerer Anusschließmuskel (kranialer Teil) – **518318718491**

19 – äußerer Anusschließmuskel (kaudaler Teil) – **588491218741**

20 – Klitorisrückzieher – **851581298741**

21 – Schließmuskel des Vorhofs und der Schamlippen – **315618519741**

22 – Ovarialgekröse – **501581294718**

23 – rechter Eierstock – **614017518518**

24 – Hauptschlagader – **589371298641**

kaudale Hohlvene – **361241298781**

25 – linke äußere Beckenarterie – **314851219648**

linke äußere Beckenvene – **314541298741**

26 – Nabelschlagader – **649371219849**

27 – Vaginalarterie – **310851219648**

Vaginalvene – **619518319741**

28 – rechtes breites Uterusband – **309549896491**

29 – rechtes rundes Uterusband – **475198698741**

30 – rechtes Uterushorn – **318014219615**

31 – linkes Uterushorn – **897314219714**

32 – linkes breites Uterusband – **583821298641**

33 – linkes rundes Uterusband – **539751298671**

34 – Uteruskörper – **823149619851**

35 – Vagina– **539681298714**

36 – Schamlippen – **318516517498**

37 – Klitoris – **649715718481**

ventrale Dammschlagader – **751648718741**

ventrale Dammvene – **316541219849**

38 – Harnblase – **639781298784**

39 – Seitenband der Harnblase – **638581298741**

40 – Mittelband der Harnblase – **601584298751**

weiße Bauchlinie – **831318319614**

41 – Beckensymphyse – **501649298741**

42 – äußere Schamschlagader – **368541298781**

äußere Schamvene – **531891298748**

43 – Oberschenkeladduktor – **364891219741**

44 – Schlankmuskel – **316841219849**

45 – oberflächlicher Leistenlymphknoten – **497891298641**

46 – Querbauchmuskel – **610504298701**

47 – gerader Bauchmuskel – **685317218749**

48 – linker Harnleiter – **978541298648**

49 – Mastdarmgekröse – **361291898741**

50 – Mastdarm – **648741298518**

Herzkreislaufsystem – 138561298748

Blutgefäßsystem – 513849319641

Herz – **198751298781**

Blutgefäße – **564891319681**

Blut – **548641589741**

Lymphsystem – **398741298748**

Lymphe – **539741298741**

Lymphgefäße – **518601298748**

Lymphknoten – **318548648741**

Inkretdrüse – **314851219647**

Hirnanhang – **317548891649**

Endstück des Knochens oder Epiphyse – **316821219781**

Schilddrüse – **316019519641**

Nebenschilddrüse – **318581219684**

Pankreas – **314581987318**

Nebenniere – **316851318361**

Orchis der Männchen – **319894019641**

Ovarial der Weibchen – **614017518518**

Hundefamilie
Körperbau des Hundes

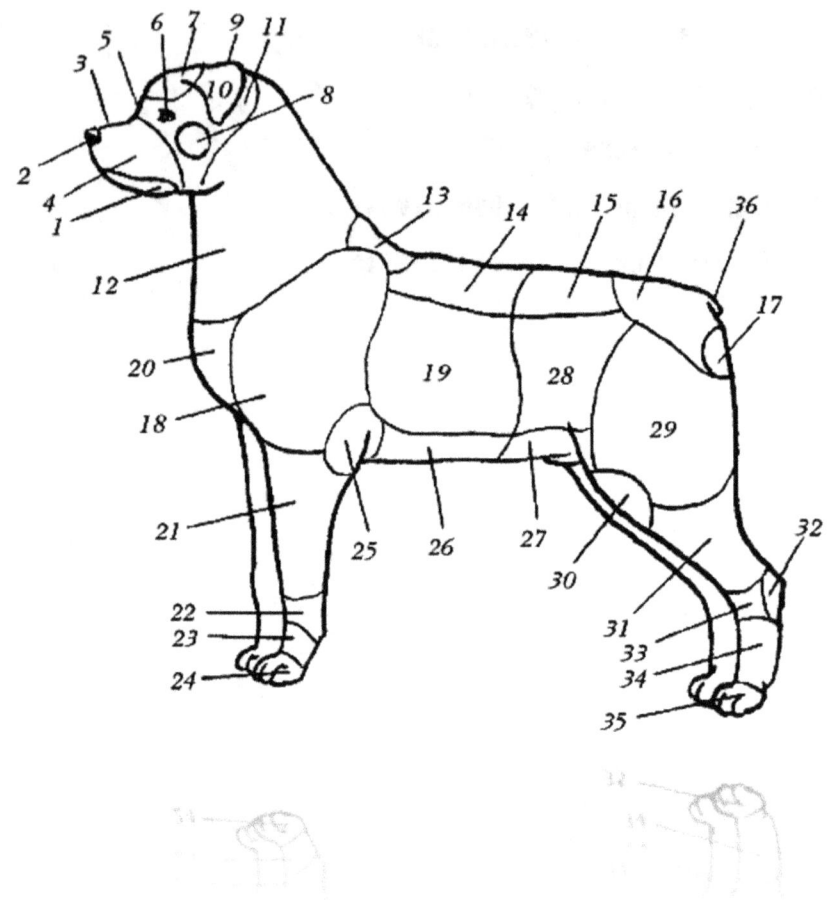

1 – Lippe (untere) – **618518318715**

2 – Nasenspitze – **315485497891**

3 – Nasenrücken – **531648781219**

4 – Schnauze – **513614814917**

5 – Übergang vom Vorderteil zur Schnauze – **518015618491**

6 – Auge – **471898497516**

7 – Stirn – **468714898517**

8 – Wangenknochen – **475891219461**

9 – Scheitelgegend – **316891219894**

10 – Ohr – **895681319718**

11 – Hinterkopf (Hochcervical) – **368541849851**

12 – Hals – **168061219681**

13 – Widerrist – **315849519681**

14 – Rücken – **148741598714**

15 – Lendenwirbelsäule – **849891519671**

16 – Krupp – **821519649317**

17 – Gesäß (Sitzbeinhöcker) – **516891219517**

18 – Blatt – **128614218713**

19 – Brust (Brustkorb) – **531294894781**

20 – Vorderbrustteil – **180149219687**

21 – Vorderarm – **183891219641**

22 – Vorderfußwurzel – **310851219640**

23 – Vordermittelfuß – **317854219781**

24 – Vorderpfote – **851671219514**

25 – Ellenbogen – **516851898314**

26 – Unterbrustteil – **851498519713**

27 – Bauch – **318713149871**

28 – Leiste – **368741298498**

29 – Oberschenkel – **138571298641**

30 – Knie – **318714819648**

31 – Schienbein – **513849719751**

32 – Ferse – **389641589714**

33 – Sprunggelenk – **834961219781**

34 – Hintermittelfuß – **369581698791**

35 – Hinterpfote – **317516819518**

36 – Schwanz – **317789136901**

Wolf – 361019598797
Körperbau des Wolfs

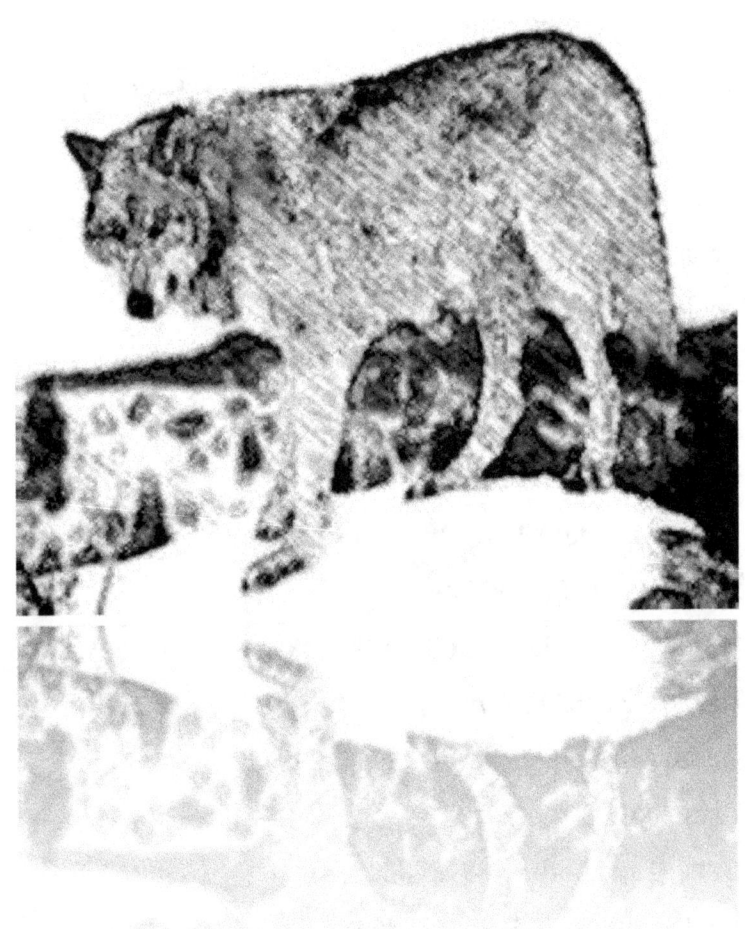

1 – Lippe (untere) – **189691219617**

2 – Nasenspitze – **518513819614**

3 – Nasenrücken – **513849516418**

4 – Schnauze– **318371298641**

5 – Übergang vom Vorderteil zur Schnauze – **318549618741**

6 – Auge – **478541898741**

7 – Stirn – **648741518749**

8 – Wangenknochen – **315641219748**

9 – Scheitelgegend – **745891291649**

10 – Ohr – **681294317581**

11 – Hinterkopf (Hochcervical) – **534961298571**

12 – Hals – **518593549741**

13 – Widerrist – **361894371294**

14 – Rücken – **684501297849**

15 – Lendenwirbelsäule – **368741598748**

16 – Krupp – **310824298741**

17 – Gesäß (Sitzbeinhöcker) – **539641298789**

18 – Blatt– **489681298741**

19 – Brust (Brustkorb) – **891368598741**

20 – Vorderbrustteil – **318741298648**

21 – Vorderarm– **368741298749**

22 – Vorderfußwurzel – **561891618747**

23 – Vordermittelfuß – **893541298748**

24 – Vorderpfote – **589641298718**

25 – Ellenbogen – **361549298741**

26 – Unterbrustteil – **859748598641**

27 – Bauch – **318571218749**

28 – Leiste – **310104219648**

29 – Oberschenkel – **849751298641**

30 – Knie – **318749815016**

31 – Schienbein – **361891318547**

32 – Ferse – **851648518745**

33 – Sprunggelenk – **715641218549**

34 – Hintermittelfuß – **485641298749**

35 – Hinterpfote – **531298649781**

36 – Schwanz– **518671298841**

Coyote (Heuwolf) – 538601298781
Körperbau des Coyoten

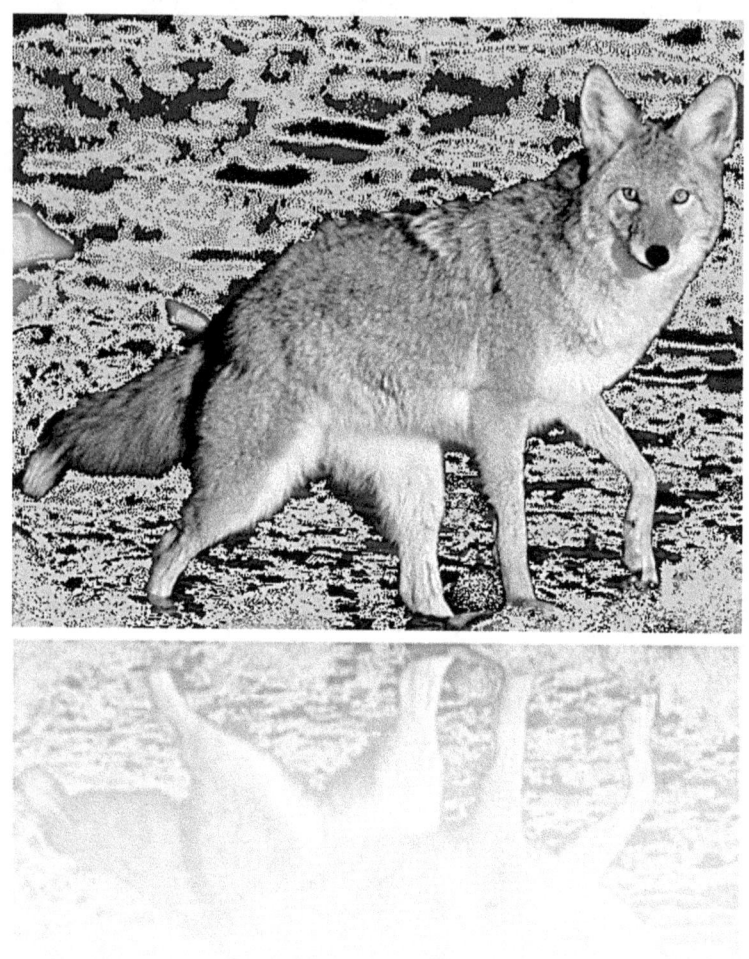

1 – Lippe (untere) – **515618714481**

2 – Nasenspitze – **316498518741**

3 – Nasenrücken – **564781218491**

4 – Schnauze – **845645498748**

5 – Übergang vom Vorderteil zur Schnauze – **581648549781**

6 – Auge – **371549817014**

7 – Stirn – **648571219718**

8 – Wangenknochen – **364801219781**

9 – Scheitelgegend – **368571298741**

10 – Ohr – **489781298581**

11 – Hinterkopf (Hochcervical) – **567194894514**

12 – Hals – **821319856741**

13 – Widerrist – **318548718641**

14 – Rücken – **543128648781**

15 – Lendenwirbelsäule – **367218589681**

16 – Krupp – **385741298648**

17 – Gesäß (Sitzbeinhöcker) – **835641298741**

18 – Blatt – **129317819482**

19 – Brust (Brustkorb) – **457561298741**

20 – Vorderbrustteil – **567841319841**

21 – Vorderarm – **671318518748**

22 – Vorderfußwurzel – **585641318471**

23 – Vordermittelfuß – **895314298641**

24 – Vorderpfote – **648571219748**

25 – Ellenbogen– **758741298548**

26 – Unterbrustteil – **518741298749**

27 – Bauch – **198741298749**

28 – Leiste– **316491898749**

29 – Oberschenkel – **539681298719**

30 – Knie – **316821217519**

31 – Schienbein – **315491219714**

32 – Ferse – **895641298749**

33 – Sprunggelenk – **315781219714**

34 – Hintermittelfuß – **315641219748**

35 – Hinterpfote – **538641219747**

36 – Schwanz – **319581219748**

Gewöhnlicher Schakal – 535891298741
Körperbau des gewöhnlichen Schakals

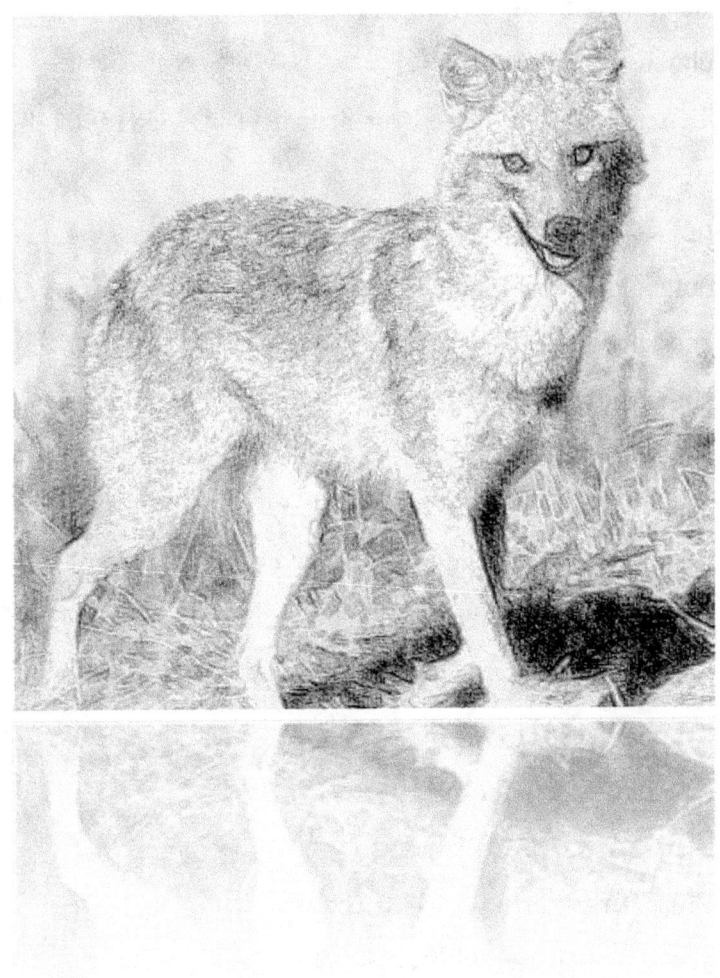

1 – Lippe (untere) – **319581219741**

2 – Nasenspitze – **539781298749**

3 – Nasenrücken –**589781298641**

4 – Schnauze – **589721298641**

5 – Übergang vom Vorderteil zur Schnauze – **396581298748**

6 – Auge – **582149649781**

7 – Stirn – **316891298791**

8 – Wangenknochen – **368741298541**

9 – Scheitelgegend – **318581918641**

10 – Ohr – **368781219713**

11 – Hinterkopf (Hochcervical) – **315612198314**

12 – Hals– **196891219748**

13 – Widerrist – **531291898714**

14 – Rücken – **316518319714**

15 – Lendenwirbelsäule – **894715319611**

16 – Krupp – **316811318914**

17 – Gesäß (Sitzbeinhöcker) – **515714819517**

18 – Blatt – **618317519818**

19 – Brust (Brustkorb) – **315681219748**

20 – Vorderbrustteil – **316891219849**

21 – Vorderarm – **315891219871**

22 – Vorderfußwurzel – **019601219648**

23 – Vordermittelfuß – **315841219714**

24 – Vorderpfote – **381648791219**

25 – Ellenbogen – **368741298581**

26 – Unterbrustteil – **549361219498**

27 – Bauch – **859741219491**

28 – Leiste – **198601298641**

29 – Oberschenkel – **895741519648**

30 – Knie – **397198598718**

31 – Schienbein – **316801219548**

32 – Ferse – **368541214317**

33 – Sprunggelenk – **371218549891**

34 – Hintermittelfuß – **698741218419**

35 – Hinterpfote – **854391598641**

36 – Schwanz – **316491218581**

Schabrackenschakal – 123851219687
Körperbau des Schabrackenschakals

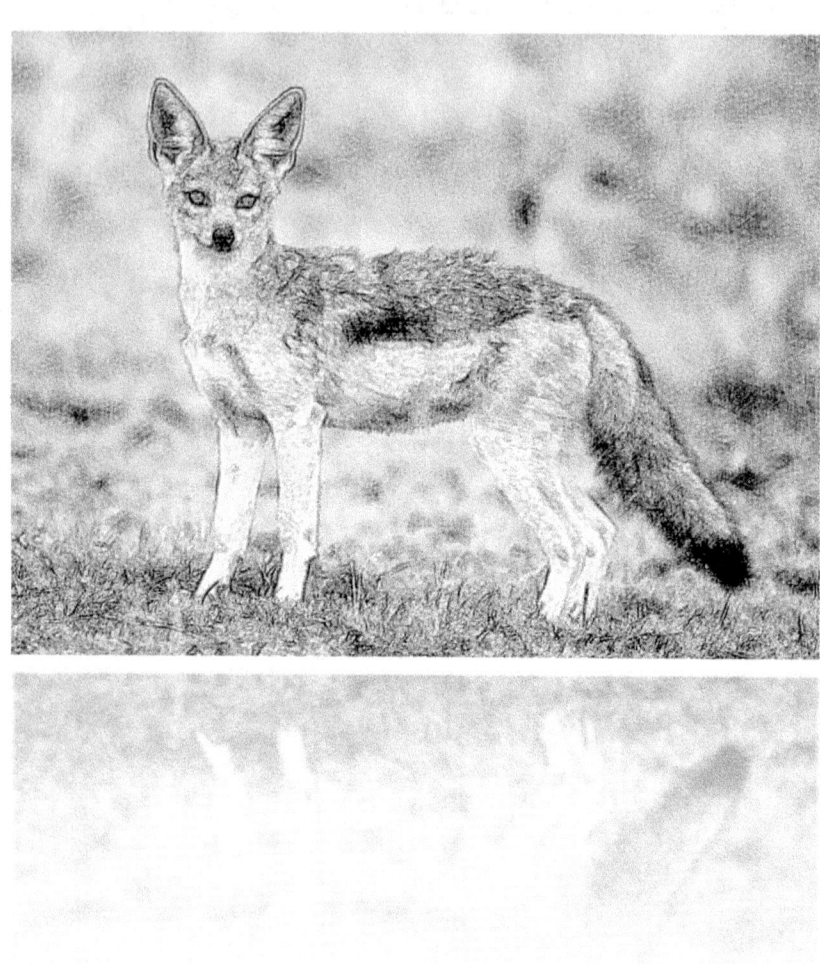

1 – Lippe (untere) – **517381685498**

2 – Nasenspitze – **531581219489**

3 – Nasenrücken – **316014519711**

4 – Schnauze – **895614219781**

5 – Übergang vom Vorderteil zur Schnauze – **518711519648**

6 – Auge – **515641818749**

7 – Stirn – **517581219748**

8 – Wangenknochen – **518531219641**

9 – Scheitelgegend – **538641718498**

10 – Ohr – **568741298741**

11 – Hinterkopf (Hochcervical) – **317514518741**

12 – Hals – **316841219718**

13 – Widerrist – **534891519648**

14 – Rücken – **317298798641**

15 – Lendenwirbelsäule – **849541219641**

16 – Krupp – **317851918647**

17 – Gesäß (Sitzbeinhöcker) – **301549891217**

18 – Blatt – **649781298741**

19 – Brust (Brustkorb) – **385647318498**

20 – Vorderbrustteil – **631219498781**

21 – Vorderarm – **685641298318**

22 – Vorderfußwurzel – **016498517497**

23 – Vordermittelfuß – **849461218781**

24 – Vorderpfote – **142891298748**
25 – Ellenbogen – **612517218549**
26 – Unterbrustteil – **648718519511**
27 – Bauch – **316019519871**
28 – Leiste – **569781298741**
29 – Oberschenkel – **318581219741**
30 – Knie – **501217518361**
31 – Schienbein – **389741298781**
32 – Ferse – **361271298541**
33 – Sprunggelenk – **851498798641**
34 – Hintermittelfuß – **195681298791**
35 – Hinterpfote – **531218618741**
36 – Schwanz – **649891518471**

Dingo – 518714219614
Körperbau des Dingos

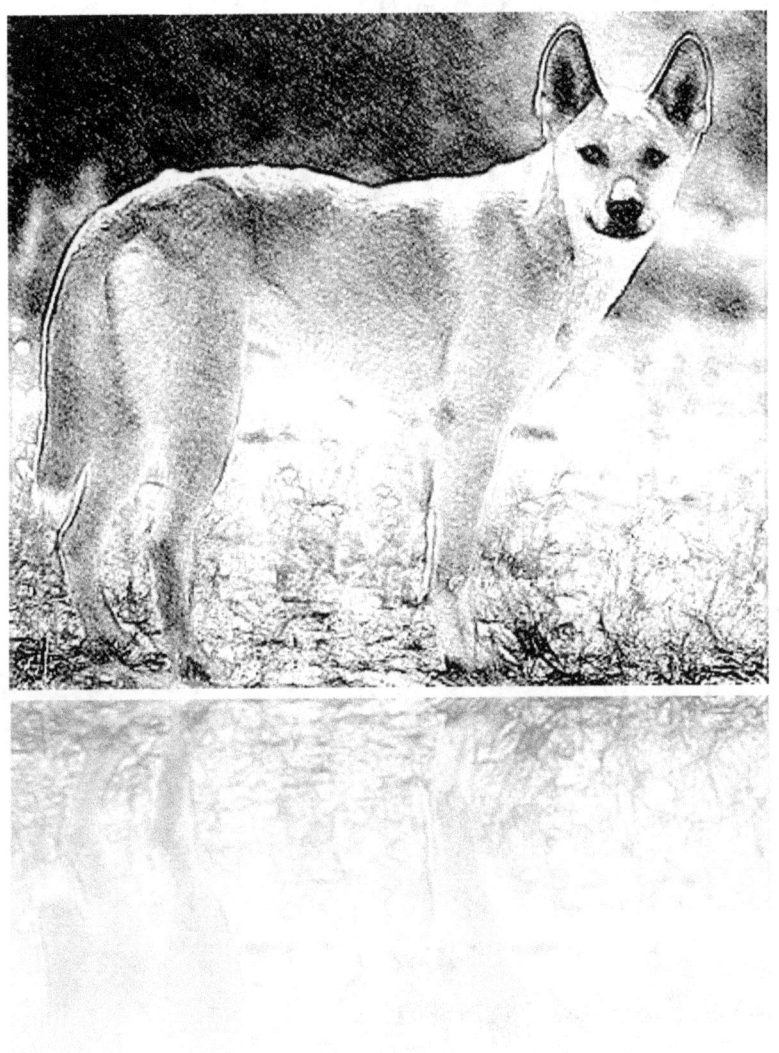

1 – Lippe (untere) – **589758319618**
2 – Nasenspitze – **314891219648**
3 – Nasenrücken – **364891519671**
4 – Schnauze – **589531219641**
5 – Übergang vom Vorderteil zur Schnauze – **539641219841**
6 – Auge – **678581298749**
7 – Stirn – **539641298781**
8 – Wangenknochen – **895361298741**
9 – Scheitelgegend – **389741298641**
10 – Ohr – **693891298781**
11 – Hinterkopf (Hochcervical) – **316581219741**
12 – Hals – **588512319642**
13 – Widerrist – **364891219841**
14 – Rücken – **894561298741**
15 – Lendenwirbelsäule – **398741298581**
16 – Krupp – **391581298641**
17 – Gesäß (Sitzbeinhöcker) – **368581298781**
18 – Blatt – **397581297561**
19 – Brust (Brustkorb) – **655821319781**
20 – Vorderbrustteil – **695781298391**
21 – Vorderarm – **685741298841**
22 – Vorderfußwurzel – **361218518618**
23 – Vordermittelfuß – **368541298714**

24 – Vorderpfote – **631895748361**

25 – Ellenbogen – **395781298741**

26 – Unterbrustteil – **369741298581**

27 – Bauch – **391514298741**

28 – Leiste – **361298594741**

29 – Oberschenkel – **618428598712**

30 – Knie – **621584218712**

31 – Schienbein – **317581219584**

32 – Ferse – **692314583681**

33 – Sprunggelenk – **318581214316**

34 – Hintermittelfuß – **648371219731**

35 – Hinterpfote – **589314298613**

36 – Schwanz – **893614298714**

Eisfuchs (Polarfuchs) – 314891589751
Körperbau des Eisfuchses – 318781219614

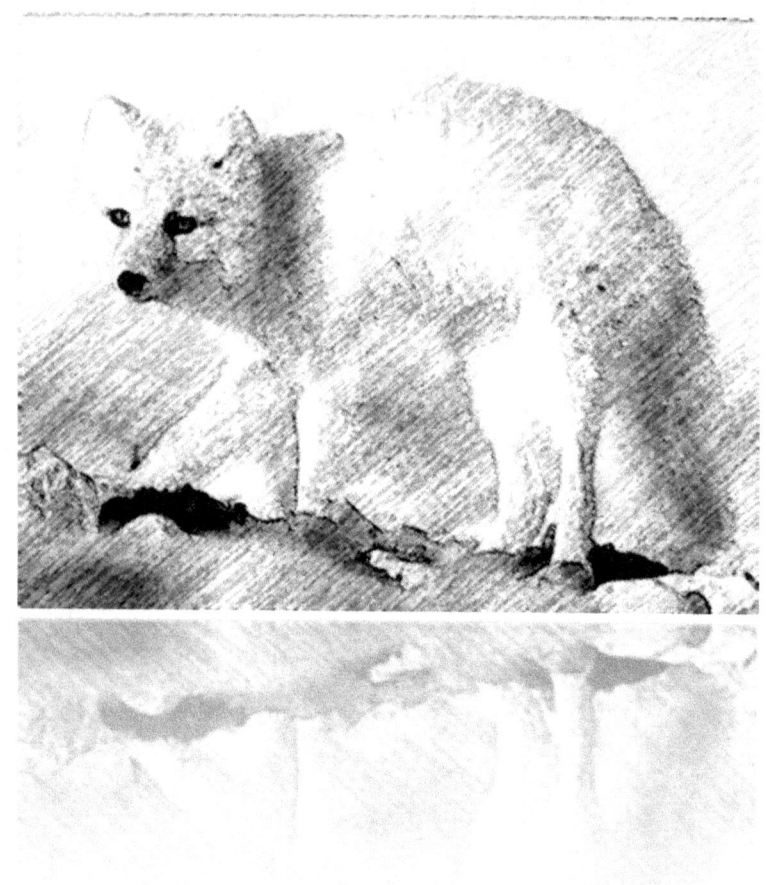

1 – Lippe (untere) – **316581219781**

2 – Nasenspitze – **314518319741**

3 – Nasenrücken – **549841298781**

4 – Schnauze – **564291297518**

5 – Übergang vom Vorderteil zur Schnauze – **681319519781**

6 – Auge – **498541298718**

7 – Stirn– **316541589741**

8 – Wangenknochen – **361218519741**

9 – Scheitelgegend – **318581219714**

10 – Ohr – **694781219851**

11 – Hinterkopf (Hochcervical) – **581216519781**

12 – Hals – **548751219841**

13 – Widerrist – **319581519671**

14 – Rücken – **819514219617**

15 – Lendenwirbelsäule – **498741218648**

16 – Krupp– **217581219648**

17 - Gesäß (Sitzbeinhöcker) – **514218519781**

18 – Blatt – **614217517498**

19 – Brust (Brustkorb) – **517821216498**

20 – Vorderbrustteil – **619718319817**

21 – Vorderarm – **316549298718**

22 – Vorderfußwurzel – **492641218741**

23 – Vordermittelfuß – **854361219841**

© Г. П. Грабовой, 2004

24 – Vorderpfote – **549781316714**
25 – Ellenbogen – **685497589749**
26 – Unterbrustteil – **4 98581298681**
27 – Bauch – **351219789641**
28 – Leiste – **647541298781**
29 – Oberschenkel – **361689578747**
30 – Knie – **195681218371**
31 – Schienbein – **589561298741**
32 – Ferse – **319751898711**
33 – Sprunggelenk – **516718519491**
34 – Hintermittelfuß – **961281967895**
35 – Hinterpfote – **697594298791**
36 – Schwanz – **518641298714**

HUNDEKRANKHEITEN – 549371298

Infektionskrankheiten der Hunde – 671498751

Viruskrankheiten der Hunde – 519371298

Tollwut – 498751478

Eine zooanthroponose, besonders gefährliche Viruskrankheit verschiedener Tierarten, einschließlich Hunde und Katzen, sowie des Menschen.

Hauptsymptome: akuter Ausfluß, schwere Schädigungen des zentralen Nervensystems.

Pest der Fleischfresser – 518641718

Hoch ansteckende Viruskrankheit der fleischfressenden Tiere (Carresche Krankheit).

Hauptsymptome: Fieber, akute katarrhalische Entzündung der Schleimhäute, Hautauschlag, Lungenentzündung und schwere Schäden des Nervensystems.

infektiöse Hepatitis – 498541818

Infektiöse Hepatitis (Synonyme: infektiöse Leberentzündung, Rubarth`sche Krankheit) – akute, ansteckende Viruserkrankung.

Hauptsymptome: Fieber, follikuläre Bindehautentzündung, katarrhalische Entzündung der Schleimhäute der Atemwege und des

Verdauungstraktes, und ebenso die ausgeprägte Leberschädigung und Schädigung des zentralen Nervensystems.

Parvovirus Enteritis – 189641219

Hoch ansteckende Viruskrankheit der Hunde.

Hauptsymptome: akute hämorrhagische Enteritis, Dehydrierung, Leukopenie und Herzmuskelentzündung.

Koronavirus Enteritis – 518741219

Hoch ansteckende Viruskrankheit der Hunde.

Hauptsymptome: hämorrhagische Entzündung des Verdauungstraktes, Dehydrierung und eine allgemeine Erschöpfung des Körpers.

infektiöse Tracheobronchitis – 549648541

Infektiöse Tracheobronchitis (Synonyme: infektiöse Laryngotracheobronchitis, „ Volierehustenkomplex – Hundehusten", „Zwingerhusten") – hoch ansteckende, akut verlaufende Mischinfektion.

Hauptsymptome: schwere Beeinträchtigung der Atemwege des Hundes, begleitet von krampfartigem Trockenhusten.

Aujeszkysche Krankheit – 318641819

Aujeszkysche Krankheit (Synonyme: Pseudowut, Pseudotollwut, infektiöse Bullbärlähmung, Juckreizpest, „Tollwutkrätze", „Irrer

Juckreiz") – akute Viruserkrankung.

Hauptsymptome: Schädigung des zentralen Nervensystems, starker Juckreiz und tiefe Kratzer.

Bakterielle Krankheiten des Hundes – 319819648

Leptospirose – 649541715

Leptospirose (Synonyme: Stuttgarter Hundesäuche, infektiöse Gelbsucht, Hundetyphus) – zooanthroponose, bakterielle Naturherdkrankheit.

Hauptsymptome: Fieber, Anämie, hämorrhagische Schädigung der Niere, der Leber, der Schleimhautmembranen des Mundes, des Verdauungssystems und Störungen des zentralen Nervensystems. Der Mensch ist ebenfalls anfällig für Leptospirose.

Salmonellenvergiftung– 315618018

Salmonellenvergiftung (Synonym – Paratyphus) – zooanthroponose bakterielle Krankheit. Charakteristisch durch Symptome der akuten Gastroenteritis und Lungenentzündung.

Tuberkulose – 319491891

Zooanthroponose bakterielle, chronisch verlaufende Krankheit. Hauptsymptome: Bildung von spezifischen Knoten- Tuberkel- in verschiedenen Organen und Geweben.

Pilzkrankheiten (Dermatophytosen) – 513498791

Dermatophytosen – 651318014

(Formen: Glatzflechte, Scherflechte, Mikrosporie, Erbgrind) – Gruppe der zooanthroponosen Pilzkrankheiten.

Hauptsymptome: Bildung von scharfkantigen schuppigen Stellen auf der Haut mit abgebrochenen Häarchen oder Entwicklung lokaler Entzündungen der Haut und ihren Derivaten mit seropurulenten Exsudaten.

Invasive (parasitäre) Hundekrankheiten – 538491647

Bandwurmkrankheit – 534581219

Bandwurmkrankheit – Eine Hundekrankheit, die kettenartige Gattungen von Cyclophyllideae – durch wahre Bandwürmer und durch platte Gattungen von Pseudophyllideae – falsche Bandwürmer hervorruft.

Diphyllobothriosis – 618741218

Die Krankheit wird hervorgerufen durch mehrere Formen von Bandwürmern der Familie Diphyllobothriidae der Gattung Pseudophyllideae.

Dipylidiose – 485741217

Die Krankheit wird hervorgerufen durch Bandwürmer der Familie Dipylidiidae, Untergattung Hymenolepidata – der Parasit ist lokalisiert im Dünndarm. Manchmal infiziert sich der Mensch mit Wurminfektionen.

Mesocestodiasis – 648781219

Die Krankheit wird hervorgerufen durch bandartige Wurminfektionen der Familie Mesocestoididae, Untergattung Mesocestoidata – Blasenwurmkrankheit und Alveokokkus der Hunde.

andere Taeniasis – 315613849

Die Familie der Taeniidae beinhaltet eine beachtliche Anzahl von Bandwürmern, die den Dünndarm des Hundes bewuchern.

Fadenwurmerkrankungen – 361891514

−Toxokarose der Hunde – **316895719**
−Toxokardiose der Hunde – **361498741**
−Peitschenwurmerkrankung – **361801014**
−Capillariasis der Hunde – **851318617**
−Trichinenkrankheit der Hunde – **516498814**

−Tominxosis − **149859641**
−Ankulostomose − **685498781**
−Uncinariosis canum − **534548781**
−Spirocercosis canum − **589641581**
−Palisadenwurmkrankheit der Hunde − **361298781**
−Dirofilalioses canum − **512317489**
−Eine Krankheit der Hunde, verursacht durch (im Schnitt) kreisförmge Würmer der Klasse Nematoda. − **318561548**

Toxokarose der Hunde − 316895719
Toxokarose − eine Hundekrankheit, verursacht durch Rundwürmer der Familie Anisakidae. Sie wuchern im Dünndarm, manchmal in den Gallengängen der Leber und der Bauchspeicheldrüse.

Toxokardiose der Hunde − 361498741
Eine Krankheit, die durch Rundwürmer der Familie Ascaridae verursacht wird, die im Dünndarm wuchern.

Peitschenwurmerkrankung − 361801014
Peitschenwurmerkrankung − eine Krankheit, die durch Rundwürmer der Familie Ascaridae verursacht wird, die im Dünndarm wuchern.

Capillariasis der Hunde – 851318617

Capillariasis – eine Krankheit, die durch Rundwürmer der Familie Capillariidae verursacht wird.

Trichinenkrankheit der Hunde – 516498814

Trichinenkrankheit der Hunde und auch des Menschen, – eine Krankheit, die durch Rundwürmer der Familie Trichinellidae verursacht wird, sowohl im ausgewachsenen Stadium als auch im Stadium der Larven. Die ausgewachsenen Würmer (Imago) wuchern im Hohlraum und in den Wänden des Dünndarms – und die Larven im Skelettmuskel.

Tominxosis – 149851641

Tominxosis – eine Hundekrankheit, die durch schnurförmige Rundwürmer der Familie Capillariidae verursacht wird. Die Würmer wuchern in den Bronchien, der Luftröhre und der Nasenhöhle. Die Würmer haben sowohl einen mechanischen als auch einen allergischen Einfluss auf den lokalen und allgemeinen Charakter.

Ankulostomose – 685498781

Ankulostomose – Fadenwurmerkrankung der Hunde, die durch Rundwürmer der Familie Ancylostomatidae verursacht wird. Die Würmer wuchern im Dünndarm. Ankulostomose der Hunde tritt häufiger in warmen und feuchten Gebieten auf. Die Krankheit ist charakteristisch durch eine Verdauungsstörung und Hautschäden während der Larvenmigration.

Uncinariosis canum – 5341548781

Uncinariosis – eine Hundekrankheit, die durch Rundwürmer der Familie Ancylostomatidae verursacht wird. Uncinariosis wuchern im Dünndarm.

Spirocercosis canum – 589641581

Spirocercosis – eine Krankheit der Hunde, Füchse und Wölfe, die durch Rundwürmer der Familie Thelaziidae verursacht wird. Die Würmer wuchern in den entzündlichen Höckerchen der Speiseröhre, des Magens, der Aorta, der Lunge.

Palisadenwurmkrankheit der Hunde – 361298781

Palisadenwurmkrankheit der Hunde, die durch Rundwürmer der Familie Dioctophymidae verursacht wird. Die Würmer wuchern im Nierenbecken, Bauchhöhle, Harnleiter und in der Harnblase. Eher selten findet man sie in der Leber, Blutgefäßen und im Herzen.

Dirofilalioses canum – 512317489

Dirofilalioses – eine Hundekrankheit, die durch Rundwürmer verursacht wird.

Protozooea – 316819517

Piroplasmose der Hunde – 318571219

Der Erreger der Piroplasmose befindet sich in den roten Blutkörperchen, manchmal im Blutplasma, in den Neutrophilen und Mononuklearen.

Orientbeule der Hunde – 318549781

Orientbeulen – eine Menschen- und Hundekrankheit mit Naturherden, verläuft oft chronisch und wird durch einfachste Organismen der Familie Trypanosomatidae verursacht.

Custoisoprosis – 531219641

Custoisoprosis der Hunde wird verursacht durch mehrere Formen der einfachsten Familien der Eimeriidae, Gattung Coccidida.

Sarcosporidioses – 317514819

Sarcosporidioses (Sacrocystoses) – Protisenkrankheit der Hunde und Katzen, hervorgerufen durch verschiedene Formen der Sarcosporidia- Kokzidien der Gattung Sarcocystis, lokalisiert in der Schleimhaut des Dünndarms der Endwirte. Der Mensch ist dieser

Invasion ebenfalls ausgesetzt. Bei Zwischenwirten sind die Parasiten in den Muskeln, dem Herzen lokalisiert und die Krankheit verläuft subklinisch, da die zystischen Stadien des Parasiten (Sarcocysten) in der Regel keine pathologischen Veränderungen hervorrufen.

Arachnoses – 531819641

Arachnoses – eine Krankheit der Tiere, verursacht durch Spinnentiere. Von allen Spinnentieren haben Zecken die größte veterenärmedizinische Bedeutung. Manche Zecken befallen Hunde nur zum Zwecke der Ernährung, andere wuchern auf deren Körper und rufen Krankheiten hervor (Arachnosen). Zecken ernähren sich von Lymphen, Blut, Oberhautzellen und Produkten von Entzündungen.

Ixodidosis – 318517481

Ixodidosis (Zeckentoxicosis) tritt auf bei Massenangriffen der Zekken der Familie Ixodidae (Schildzecken) auf Hunde.

Trombirculesis – 451891648

Trombirculesis – eine Krankheit, die durch die Larven der Herbstgrasmilbe der Familie Trombiculidae hervorgerufen wird.

Cheyletiellose – 315718481

Der Erreger – Cheiletiella yascuri der Familie Cheiletida der Untergattung Trombidiformes. Das sind kleine Milben der Länge 0,25-0,5 mm mit einer hellgelben Farbe. Sie wurchern auf der Hautoberfläche der Tiere und ernähren sich von Gewebeflüssigkeit und Lymphen.

Demodikose (Hundeakne) – 315618017

Der Erreger – Trombidiformes Demodex canis – Der Körper der Zecke hat eine Zigarrenförmige Gestalt der Länge 0,2-0,26 mm – Sie wuchern in den Haarfollikeln und Talgdrüsen – In seiner Entwicklung durchläuft die Zecke 5 Stadien: Ei, Larve, Protonymphe, Deutonymphe und Imago (Erwachsenenstadium) – Der gesamte Zyklus ist nach 20-35 Tagen abgeschlossen.

Sarcoptes - Räude des Hundes – 361891719

Sarcoptes (Krätze) – 315618014

Eine Sammelbezeichnung für eine Gruppe von invasiven Erkrankungen, die auf einem der wichtigsten klinischen Symptomen basiert – Juckreiz und Entzündungen der Haut und Haarausfall. Die Krankheiten werden hervorgerufen durch Räudemilben (Sarcoptoidea).

Sarcoptosis canum – 361501018

Der Erreger – Räudemilbe Sarcoptes canis. Zecken – kleine Milben der Länge 0,2-0,4 mm mit kurzen kegelförmigen Beinen und Mundwerkzeugen der beißenden Art in Hufeisenform. Dies sind intrakutane Parasiten.

Notoedrosis – 498017471

Der Erreger – die Milben Notoedres cati. Diese Milben sind sehr ähnlich der Gattung Sareoptes. Ihre Körperlänge beträgt 0,15-0,25 mm. Sie wuchern unter der Epidermalschicht der Haut bei Hunden. Sie bewegen sich einfach von einer Tierart zur anderen fort und auch zum Menschen, dabei rufen sie Pseudosarcoptosis hervor. Junge sind am anfälligsten für diese Parasiten.

Ohrräude – 357894741

Der Erreger – die Milbe Otodectes cynotis. Wuchert in der Ohrmuschel und dem äußeren Gehörgang. Länge 0,3-0,5 mm, lange Beine, bis auf das vierte Paar, welches unterentwickelt ist.

Enthomosis – 475891648

Einen großen Schaden an Hunden verursachen Insekten, die dauerhaft oder vorübergehend auf ihnen schmarotzen.

Der Insektenkörper ist in Kopf, Brust und Hinterleib aufgeteilt. An der Brust befestigt sind 3 Paare verbundener Glieder. Sie ernähren sich von Blut, Gewebeflüssigkeit und Lymphen, dabei stören sie die Tiere, was zu Erschöpfung, verzögertem Wachstum und Entwicklung führt. Einige der Insekten sind Zwischenwirte von Würmern (Helminthen), Einzellern, Bakterien und Viren.

Flöhe – 688191314

Hunde sind öfter befallen von Hunde-Ctenocephalides canis, Katzen-C – felis und Menschen-Pulex irritans – Flöhe der Gattung Aphaniptera.

Haarlinge – 585741214

Hunde und Katzen sind befallen von den Haarlingen Trichodectes canis und Felioola subrostratue – Das sind kleine, flügellose Insekten mit einem abgeflachten Körper der Länge 1-2 mm – Der Kopf ist breiter als die Brust, flach, eine viereckige Form – Die Mundwerkzeuge sind beißender Art, sie ernähren sich von Haaren und Oberhautschuppen.

Toxoplasmose – 895618491

Die Toxoplasmose von Tieren ist in der ganzen Welt in vielen verschiedenen Zonen verbreitet und verursacht enorme Gesundheitsschäden für Tiere und Menschen.

Innere, nicht übertragbare Krankheiten der Hunde – 498751219

Krankheiten des Herz-Kreislaufsystems der Hunde – 516898741

Herzmuskelentzündung – 612019849

Myokarditis – Eine Herzmuskelentzündung, verläuft akut und tritt chronisch auf als Primär-oder Sekundärkrankheit in anderen (Sepsis, Urämie, Pankreatitis), öfter infektiöse und parasitäre Krankheiten (Pest, Parvovirus-Entreritis, Piroplasmose u.a.), Vergiftungen, Allergien. Myokarditis kann fokal oder diffus sein.

Myokardose – 513549641

Myokardose verläuft in Form von Myokardiodystrophie, ohne deutliche destruktive Schäden des Symplasts und Myokardiodegeneration.

Endokarditis– 718549891

Endokarditis – Herzinnenhautentzündung: ist manchmal akut und chronisch klappenartig und parietal warzig (verrucös) und ulzerös. Meist als Folge von infektiotoxischen Schäden und erschwerter Myokarditis.

Vitium (Herzfehlbildung) – 681298741

Herzfehler treten meist auf aufgrund von Endokarditiserkrankungen und seltener als angeborene Anomalie.

Herzbeutelentzündung – 194201648

Herzbeutelentzündung – Entzündung des Herzbeutels, meist sekundär auftretend bei Infektionskrankheiten wie Tuberkulose. Prädisponiert zur Krankheitsresistenzschwächung, Unterkühlung, Erschöpfung, Müdigkeit, Stress. Die Entzündung kann vom umgebenden Gewebe (Brustfell, Herzmuskel) übertragen werden.

Arterienverkalkung – 548581219

Arterienverkalkung ist eine Komplikation von Atherosklerose (Ablagerung von Cholesterin in der Intima der Gefäße, gefolgt von Verdichtung und Degeneration ihrer Wände), wenn in den Gefäßwänden eine Wucherung von Bindegewebe auftritt.

Krankheiten der Atemwege der Hunde – 581019641

Rhinitis – 898641217

Schnupfen – Entzündung der Nasenschleimhaut. Kann primär (Parasiten, mechanische Schädigungen) und sekundär (Pest, virale Hepatitis) sein.

Es gibt akute und chronische Rhinitis.

Lokalisierung: katarrhalisch, kruppös (fibrinös), follikulär.

Laryngitis – 539101808

Kehlkopfentzündung – Entzündung der Schleimhaut des Kehlkopfes. Es wird unterschieden zwischen primären und sekundären, akuten und chronischen, katarrhalischen und kruppösen (fibrinösen) Kehlkopfenzündungen, und ebenso Laryngopharingitis.

Bronchitis – 649781316

Bronchitis kann den gesamten Bronchialbaum befallen (diffuse Bronchitis), große (Makrobronchitis) oder nur kleine (Mikrobronchitis) Bronchen. Es wird unterschieden zwischen primärer und sekundärer, akuter und chronischer, katarrhalischer, eitriger, hämorrhagischer und fibrinöser Bronchitis.

Kruppöse Pneumonie – 301298641

Kruppöse Pneumonie – lobäre, großherdige akute fibrinöse Lungenentzündung.

Bei der Entstehung der Krankheit spielen 2 Faktoren eine große Rolle: pathogene (Mikroflorapneumokokken, Diplokokken, Staphylokokken, Viren u.a.) und allergische Sensibilisierung des Organismus. Provozierende Faktoren sind in der Regel Unterkühlung und Erschöpfung.

Bronchopneumonie – 301298718

Bronchopneumonie – (katarrhalische, lobuläre Bronchopneumonie, Herdpneumonie) – Herdartige Entzündung der Bronchen und Lungenlappen, begleitet von Überfüllung und katarrhalischem Exsudat. Tritt meist bei jungen, alten und abgemagerten Tieren auf.

Pleuritis – 498741217

Brustfellentzündung – kann primär oder sekundär sein, ein-oder zweiseitig, trocken oder feucht (Ausschwitzung), serös, sero-fibrinös, eitrig und faulig. Primär tritt die Erkrankung nach einer Unterkühlung auf, besonders bei abgemagerten, ausgezehrten, Alten, als Komplikation von Pneumothorax, Lungenentzündung oder Tuberkulose.

Emphysem – 361017298

Aufblähung – pathologische Vergrößerung der Lunge. Alveoläres Emphysem, verbunden mit der Lungenvergrößerung aufgrund der alveolären Vergrößerung. Das interstitielle Emphysem tritt auf bei Eindringen von Luft in das Interstitium (interlobuläres Bindegewebe), als Folge einer Bronchusruptur.

Ein Emphysem kann akut oder chronisch sein, diffus oder lokal (vicar).

Krankheiten des Verdauungssystems der Hunde – 368041281

Stomatitis –361218514

Mundschleimhautentzündung – kann katarrhalisch sein, vesikulär, ulzerös, diphteritisch, phlegmonös und gangränös. Verläuft akut und chronisch, herdartig oder diffus, tritt primär und sekundär auf.

Parotitis – 751219681

Ohrspeicheldrüsenentzündung – entsteht selten durch infektiöse Ursachen oder sekundär bei Stomatitis, Pharygitis, bei Pest.

Pharygitis – 361209548

Rachenkatarrh – Entzündung des weichen Gaumens, Rachens, Lymphfollikel, Submukosa, Muskeln und Schlundkopflymphknoten. Es gibt akute und chronische, primäre und sekundäre, katarrhalische, kruppöse, diphterische, ulzerös und phlegmonöse Pharyngitis.

Speiseröhrenverstopfung – 015498641

Die Speiseröhrenverstopfung kann vollständig oder unvollständig sein, primär und sekundär. Kommt oft vor nach dem Schlucken von größeren Essenstücken, stacheligen Dingen. Der Fremdkörper kann im Hals-oder Brustteil der Speiseröhre stecken bleiben.

Akute Gastritis catarrhalis – 539641298

Akute Gastritis catarrhalis – eine Entzündung des Magens mit einer Störung der motor-sekretorischen Funktion.

Chronische Gastritis catarrhalis – 019519711

Chronische Gastritis catarrhalis ist die Fortsetzung des akuten und wird begleitet von einer Magenentzündung, einer Störung der motor-sekretorischen Funktion, Drüsenrückbildug und Sklerose der Blutgefäße.

Magengeschwür – 501898641

Ein Magengeschwür hat zwei Variationen. Peptische Geschwüre runder Form mit verdickten Rändern granulieren schlecht. Einfache Geschwüre (nicht peptische, sekundäre) einer unregelmäßigen Form heilen relativ gut. Peptische Geschwüre kommen seltener vor als nicht peptische.

Akute Gastorenteritis – 456198741

Akute Magen-Darm-Entzündung – eine schwere Schädigung des Magens und des Darms mit einer Rekrutierung der Schleimhaut, der

Submukosa und sogar der Muskelschicht und der serösen Schicht. Man unterscheidet kruppöse, diphterische, schleim-membranöse, hämorrhagische, phlegmonöse, eitrig und gemischte Gastroenteritis, welche primär und sekundär auftreten.

Chronische Gastorenteritis – 548641298

Chronische Gastorenteritis betrifft vor allem Jungtiere, aber auch abgemagerte und schwache. Es entwickelt sich oft als folge der akuten Gastorenteritis.

Peritonitis – 318741298

Bauchfellentzündung – begrenzte oder allgemeine Entzüdung des Bauchfells, verbunden mit erhöhter Ausscheidung in die Bauchhöhle. Kann akut verlaufen, chronisch, serös sein, hämorrhagisch, eitrig und faulig. Kommt oft sekundär vor.

Aszites – 019548361

Aszites (Bauchwassersucht) – Ansammlung in der Bauchhöhle des Transudaten. Kommt öfter bei alten, abgemagerten und unterernährten Tieren vor.

Chirurgische Krankheiten der Hunde – 048541217

Traumata – 894561492

Trauma – eine komplexe morphologische und funktionelle Störung, tritt auf in Geweben und Organen als Folge des Einflusses verschiedener äußerer Faktoren, die eine Verletzung der Integrität und Funktion der Strukturen, des Blutes, Lymphgefäße und Nerven bedingen.

Abhängig von Entstehung und Ursache werden folgende traumatische Hauptfaktoren unterschieden: mechanische, physische, chemische, biologische, stressbedingte und Elektrotrauma.

Wunden – 185641298

Wunden – offene mechanische Verletzungen der Haut, der Schleimhäute und des Tiefengewebes und der Organe, begleitet von Schmerz, Klaffen, Bluten und manchmal auch von einer Funktionsstörung.

Bisse – 195897571

Bisse giftiger Schlangen und Spinnen. Am häufigsten beobachtet bei Hüte-und Jagdhunden, ebenso bei Hunden, die in vorstädtischen Gebieten ausgeführt werden.

Geschlossene mechanische Verletzungen – 389561581

Solche Verletzungen können von unterschiedlichem Schweregrad sein, aber unter Beibehaltung der Integrität der Haut. Folgen von geschlossenen mechanischen Schäden:

−Prellungen – **298749518**

−Blutergüsse – **539718541**

−Lymphextravasat – **36129871**

−Quetschung – **54971981**

−Erschütterung – **581296587**

−Zerrung – **498798581**

−Aufriss – **149719781**

−Ruptur – **168541891**

−Verrenkung – **391698794**

−traumatische Hernie – **149849871**

−traumatische Abtreibung – **156531891**

−Bruch – **618531748**

Elektrotrauma – 896749741

Blanke Drähte der Kabelleitungen sind oft der Grund für Elektrotraumata bei Hunden, welche diese mit den Zähnen greifen.

Kollaps und Schock– 318541219

Bei unterschiedlichen Traumata, Schädigungen und Verletzungen der kleinen Haustiere können Kollaps und Schock entstehen.

Hautkrankheiten – 547218581

Ekzem – 749316891

Ekzem – eine Erkrankung der oberflächlichen Hautschichten entzündlicher Natur.

Dermatitis – 897598641

Dermatitis – eine Entzündung aller Hautschichten ohne Narbenbildung. Es entsteht oft traumatische (mechanische) und Kontaktdermatitis (durch physikalische und chemische Faktoren).

Lupus erythematosus – 581298648

Dermatose autoimmuner Herkunft. Es gibt zwei Formen der Krankheit: chronisch und akut. Bei Hunden eher selten anzutreffen, die Diagnose ist schwierig und basiert auf den wichtigsten klinischen Symptomen.

Toxikodermie – 198748581

Toxikodermie (Arzneimitteldermatitis) – akute Entzündung der Haut toxischer oder allergischer Natur.

Typisch für die Krankheit ist die Bildung von erythematösen Flekken, Bläschen, Erosionen, multiplen Fissuren. Am häufigsten ist der Prozess auf der Kopfhaut des Tieres lokalisiert, gelegentlich breitet es sich auch auf andere Gebiete aus.

Pyodermie – 145648741
Pyodermie (pustulöse Hauterkrankungen):
−Osteofollikulitis – **129748581**
−Follikulitis – **531216478**
−Furunkel– **537518941**
−Karbunkel – **316897894**
−Akne – **195671945**

Abszess – 318649571
Abszessß (Eitersack, Eiterbeule) – eine räumlich begrenzte eitrige Entzündung der Cellulitis, seltener – der anderen Gewebe und Organe, gekennzeichnet durch das Überwiegen der Vereiterung über der Nekrose.

Die eitrige Entzündung resultiert in der Bildung von interstitiellem Hohlraum, mit Eiter gefüllt.

Phlegmone – 185019648
Phlegmone – räumlich diffuse, sich verbreitende stark eitrige, seltener jauchige Entzündung der Cellulitis, gekennzeichnet durch ne-

krotische Erscheinungen über der Vereiterung. Erreger der Phlegmone – eitrige, faulige Mikroben, Anaerobe und chemische Stoffe. Es wird unterschieden zwischen primär und sekundär.

Muskelerkrankungen –498541217

Myositis – 197509861

Myositis – eine Muskelentzündung. Man unterscheidet eitrige, parenchymatische, interstielle, fibröse und ossifizierende Myositis. Aus ätiologischen Gründen gibt es traumatische Myositis, rheumatische, infektiöse, im klinischen Verlauf - akute und chronische. Bei kleinen Haustieren kommt am häufigsten eitrige, rheumatische und eosinophile Myositis.

Myopatosis – 123610491

Myopatosis – eine Muskelerkrankung mit nicht entzündlichem Charakter. Rheumatische Myositis tritt plötzlich auf, verläuft schnell und rezidivierend. Die Ursachen sind nicht ganz klar. Man geht davon aus, dass die Erkrankung die Folge einer Infektion ist, eines allergischen Zustands oder von neurodystrophen Störungen und Erkältungen.

Zahnerkrankungen – 512189497

Periodonititis – 896491217

Entzündung des Gewebes, der umgebenden Zahnwurzeln, entwikkelt sich im Bereich der Bindehaut (Parodontitis), die den Zahn mit dem Kieferknochengewebe verbindet.

Zahnfäule – 849751248

Progressiver fauliger Zerfall der Zahnsubstanz. Die Ursachen sind nicht genug geklärt. Prädisponieren Zahnbrüche, Zahnstein, angeborene Zahnveranlagung. Tritt oft auf nach einer Pesterkrankung. Karies kann oberflächlich (leicht), mittel, tief und voll sein.

Ohrerkrankungen – 618514217

Blutergussß der Ohrmuschel – 317519841

Blutergussß – Ansammlung des Blutes unter der Haut der Ohrmuschel, mit Bildung eines Hohlraums bei Gefäßruptur.

Ekzem und Dermatitis der Ohrmuschel – 549781217

Die Krankheit wird oft begleitet von der Schädigung des äußeren Gehörgangs (Entzündung des Außenohrs).

Geschwür der Ohrmuschel – 478598641

Die Krankheit wird oft begleitet von der Schädigung des äußeren Gehörgangs (Entzündung des Außenohrs).

Ohrentzündung (Otitis) – 368549741

Man unterscheidet Otitis des äußeren, mittleren und des Innenohrs. In Großstädten mit einer hohen Zahl an Haustieren kommt am häufigsten Otitis des mittleren Ohrs vor, mit katarrhalischem und eitrigem Charakter.

Die Erkrankung des äußeren Gehörgangs entsteht als Folge mechanischer Schäden, Einkriechen von Insekten, Ansammlung von Ohrenschmalz im Gehörgang in Form von Schmalzstau, Schädigungen durch Krätze, Auftreten von Furunkeln, Ekzemen, Dermatitis und Pilzinfektionen. Erkrankungen des mittleren und des Innenohrs sind oft die Folge der Entwicklung einer lokalen oder allgemeinen Infektion. Sie werden von Rhinitis, Pharyngitis, Katarrhen der Eustachschen Röhre.

Augenerkrankungen – 589681219

Augenlidwunden – 894564971

Augenlidwunden können leicht und schwer sein (oberflächlich, tief und durchgehend mit einer Schädigung der Integrität aller Hautschichten).

Augenlidentzündung (Blepharitis) – 855618741

Die Krankheit wird begleitet von Rötung und Verdickung der Augenlidränder, an der Basis der Wimpern bilden sich Schüppchen, Krusten und Geschwüre. Die Wimpern fallen aus, die Augenlidränder verdicken sich stark, was zu einem konstanten Tränenfluß und Narbenetropium führt.

Konjunktivitis – 539689741

Konjunktivitis (Bindehautentzündung) – eine Krankheit, die oft bei Hunden auftritt. Besonders anfällig sind Dobermänner und Doggen.

Hornhautentzündung – 745891949

Die Krankheit ist verbunden mit Hornhauttrübungen bei Entzündung. Bei einem gut verlaufenden Prozess löst sich das Infiltrat auf und die Transparenz der Hornhaut stellt sich wieder her. In anderen Fällen (bei einem schlechten Verlauf) bildet sich ein Abszess, Geschwüre, und es tritt eine Perforation der Hornhaut auf. Anschließend füllt sich der Defekt der Hornhaut mit Bindegewebe mit Bildung eines intransparenten Flecks (grauer Star).

Hornhautgeschwür – 531589647

Die Krankheit tritt auf infolge von oberflächlichen und tiefen Verletzungen der Hornhaut, das Eindringen von Mikroflora, die Entwicklung einer Infektion mit Bildung eines Abszesses und der Auflösung von Gewebe. Es entwickelt sich oft ein schleichendes Hornhautgeschwür.

Linsentrübung (grauer Star) – 388016548

Dauerhafte Trübung der Linse oder der Linsenkapsel bei Hunden und Katzen kann es genetisch sein, traumatisch, symptomatisch oder toxisch. Diabetes und das Alter des Tieres kann ebenso ein Grund für grauen Star sein. In der Lokalisation wird unterschieden zwischen kapselförmigem, kortikalem, atomarem, vorder- und hinterpoligem, spindelförmigem, vielschichtigem und vollem grauen Star.

Nachtblindheit (Hemeralopie) – 588014168

Wird festgestellt bei Welpen während einem Spaziergang in der Dämmerung oder bei Nacht.

Gelenkskrankheiten – 158015714

–Dehnung – **318596498**

−Ausrenkung − **617597014**

−Wunden der Gelenke − **897018584**

−Gelenkblutergüße − **501298714**

−Synovitis − **164849541**

−Osteoathritis − **185064918**

−Dysplasie − **749848147**

Eitrige Entzündungen der Gelenke (Athritis) − 019718491

Die Krankheit entsteht, wenn Erreger der Infektion (Staphylokokken, Streptokokken u.a.) in die Gelenkspalten eindringen. Man unterscheidet:

− eitrige Gelenksentzündung − **618516491**

− eitrige Osteoathritis (Miterfassung der Knochen) − **851561491**

− Periathritis (Miterfassung der Bänder) − **857514857**

− Panathritis (Miterfassung aller juxtaartikulären Gewebe) − **671014819**

Deformative Gelenksentzündung − 619715319

Die Entzündung führt zur Veränderung in den Knochenkomponenten, knöchernen Auswüchsen auf den Gelenkoberflächen.

Arthrose − 019816478

Die Erkrankung der Gelenke bei Arthrose hat einen degenerativdestruktiven Charakter, und nicht entzündlich, was zu irreversiblen Veränderungen der Knorpel-Knochen-Atomstrukturen führt.

Sehnenentzündung (Sehnenscheidenentzündung) –185315671
Die Krankheit tritt auf in verschiedenen Körperregionen, aber meist im Bereich der Zehen, Vorderfußwurzel und der Fußwurzel.

Knochenkrankheiten – 893561291

Die Ursache für Knochenkrankheiten können offene und geschlossene mechanische Schädigungen sein, akute eitrige Entzündungen, die in Knochennähe lokalisiert sind.

Periostitis – 857319491
Knochenhautentzündung.

Ostitis – 475198941
Ostitis (Knochenentzündung) kommt selten als eigenständige Erkrankung vor, meistens sind alle Knochenelemente in den Entzündungsprozess einbezogen – Knochenhaut, Knochen, Knochenmark und Endost.

© Г. П. Грабовой, 2004

Knochennekrose – 897498641

Die Krankheit (Knochenbrand) tritt auf bei eitrigen Entzündungsprozessen in den verschiedenen Schichten der Knochen (eitrige Abszesse, Knochenmarkentzündung), bei mechanischen Traumata (Prellungen, Erschütterungen, Knochenbrüche), bei unterschiedlichen physikalischen (Erfrierungen, Verbrennungen) und chemischen Einflüssen.

Knochenmarkentzündung – 685741218

Die Krankheit besteht aus der Entzündung des Knochenmarks, Endosts, Knochenhaut und des Kompakta.

Frakturen – 298531214

Bei jedem Bruch von rohrförmigen oder flachen Knochen entstehen Risse von Muskeln, Gefäßfaszien, Nerven, Organe bei offenen Frakturen wird die Haut geschädigt und andere Gewebe. Brüche können angeboren oder erworben sein, offen oder geschlossen, vollständig und unvollständig.

Erkrankungen des Mastdarms – 854219718

Wunden des Mastdarms – 685681498

Wunden entstehen bei Verschlucken von scharfen Fremdkörpern

(meist Fragmente von rohrförmigen Knochen bei der Essensaufnahme).

Mastdarmvorfall – 641218317

Die Krankheit tritt meistens bei Welpen und Kätzchen auf, bedingt durch die schwachen Schließmuskeln des Afters, die Auftritt bei anhaltendem Durchfall oder Verstopfung.

Entzündung des Mastdarms (Proktitis) – 835741298

Tritt auf bei Traumata und Verletzungen bei einer rektalen Untersuchung, durch Knochenfragmente bei Frakturen des Beckens, bei Splitterung des Thermometers bei Temperaturmessung des Tieres im rektalen Bereich. Ebenso kann es begünstigt werden von Durchfall, Verstopfung, Korposatose, pathologischer Geburt und Mastdarmvorfall.

Entzündung der paraanalen Drüse – 312148718

Die Hauptursachen der Krankheit – Entzündung der Ausgänge der Drüsen (einseitig oder beidseitig), bedingt durch Aufkratzen, Verletzungen, Übergang des Entzündungsprozesses von benachbarten Geweben (Pararektalabszeß).

Pararektalabszeß – 316894218

Akuteitrige Entzündung der Cellulitis, die den Mastdarm umgibt, es kann über dem Mastdarm auftreten, daneben, etwas weiter unten oder ganz unten. Ursachen der Krankheit – Verletzung des Mastdarms oder Perianalbereichs, Übergang des pathologischen Prozesses von den umgebenden Geweben.

Pararektale und paraproktale Fisteln –618531218

–Fisteln im Perianalbereich (pararektal) –**318317498**

–Fisteln im Gesäßbereich (paraproktal) –**316318718**

–Rektovaginalfisteln – **589361481**

Erkrankungen des Schwanzes – 124801978

– Wunden – **618519749**

– Prellungen – **631219514**

– Wirbelfrakturen – **018517214**

– Ausrenkungen – **601297498**

– Konrakturen (der Schwanz ist in die eine oder die andere Richtung aufgedreht) –**185748718**

– Ekzeme – **610142849**

– Knochenmarkentzündung – **519617214**

– Karies der Wirbel – **316518314**

– Neubildungen – **315019614**

Schwellungen – 016498018

Ein patholigisches Gewebewachstum, als Folge von Vermehrung der Zellenelemente, bedingt durch eine Veränderung der biologischen Eigenschaften der Zellen des Organismus, unter dem Einfluss von blastomogenen Faktoren der äußeren und der inneren Umgebung.

Abhängig von der Art des Gewebes (Fasergewebe, Fettgewebe, Knorpelgewebe, Knochengewebe) werden die Schwellungen unterteilt:

– Fibrom – **498519649**

– Lipom – **316718491**

– Chondrom – **891316514**

– Osteom – **315618514**

– Osteosarkom – **371318514**

– gefäßreiche (Hämangiom, Lymphangiom) – **531218614**

– muskulär (Leiomyom, Rhabdomyom) – **315618314**

– nerval (Neurom und Gliom) – **537108648**

Papillomatose – 485741298

Papillome (Warzengeschwulste) kommen sehr oft bei Haustieren vor in der Mundregion, Zungenregion, Lippenregion, dem weichen

Gaumen und in der Ohrmuschel in Form von einzelnen Einheiten unterschiedlicher Form und Größe (bis hin zur Größe einer Bohne). Diese Schwellungen gehören zu den gutartigen (Fibropapillom).

Gynäkologie und Geburtshilfe bei Hunden

Störung der Läufigkeit – 598319741

Anöstrie – 542641978

Anöstrie (azyklisch) – das Fehlen der äußeren Merkmale der Läufigkeit.

Verspätete Läufigkeit – 589748571

Unter einer verspäteten Läufigkeit versteht man entweder die Ausdehnung aller Bestandteile des Sexualzyklus oder die Erhöhung der einzelnen Perioden. In dieser Hinsicht unterscheidet man:
– verspäteter Proestrus – **519713489**
– verspäteter Estrus (Läufigkeit) – **589064712**
– verspäteter Diestrus – **379467219**

Versteckter Estrus – 518515714

Pyometra – 685498518

Pyometra oder eitrige Metritis tritt am häufigsten bei erwachsenen, alternden Tieren auf.

Erkrankungen der Vagina, Vulva und der urogenitalen Vorhofs – 615718741

Vaginitis (Entzündung der Scheidenschleimhaut) bakteriell – 317581218

Mastitis – 316818710

Scheinschwangerschaft –518549891

Ein Syndrom, das aufgrund der besonderen Merkmale der Hunde auftritt, Bildung des Corpus luteum während der Läufigkeit und nicht des Stadiums des Diestrus. Die Krankheit manifestiert sich in der 5.-8. Woche nach Ende der Läufigkeit in Form von Anschwellen der Milchdrüsen, andauernder Milchbildung mit entsprechendem Verhalten des Weibchens.

Pathologie des Wochenbetts – 831519641

Traumata des Geburtskanals – 185694571

Iatrogene und andere Traumata der Gebärmutter und des Gebärmutterhalses –619518714

Pathologie der Involution (postpartaler Rückgang) der Gebärmutter – 539641298781

Postpartale Eklampsie (Tetanie) – 318516718

Wochenbettmetritis
(Entzündung der Gebärmutter) – 516317819
Eine Folge von Traumata während der Geburtshilfe oder Involution der Gebärmutter.

NOTIZEN

NOTIZEN

ONLINE-SHOP
WWW.SVET-CENTRE.COM

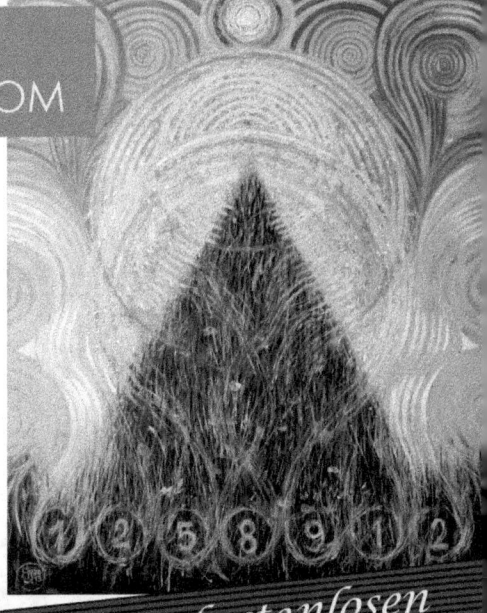

"LIEBER LESER, WOLLEN SIE MEHR ERFAHREN ÜBER DAS WISSEN UND DIE METHODEN DER RUSSISCHEN HEILKUNST ODER DER MODERNSTEN PHYSIK? WIR PUBLIZIEREN LAUFEND NEUE ÜBERSETZUNGEN AUS DEM EINMALIGEN WISSENSSCHATZ VON GIGORI GRABOVOI UND ANDEREN NAMHAFTEN AUTOREN.

Abonnieren Sie unseren kostenlosen NEWSLETTER
UND ERHALTEN SIE INTERESSANTE ANGEBOTE

Anmeldung über
www.svet-centre.com
oder per email:
news@svet-centre.com

Immer aktuell und ganz persönlich informiert
Mit dem **www.svet-centre.com**-Newsletter informieren wir Sie regelmäßig per E-Mail über unsere aktuellen Angebote, Seminare, Webinare, Workshops und weitere interessante Themen. Völlig kostenlos und unverbindlich.

LERNE DEINE REALITÄT ZU STEUERN!

ALS BONUS FÜR SEMINAR-TEILNAHME IN HAMBURG (DIREKT IM SVET ZENTRUM) ERHALTEN SIE EIN BUCH AUS UNSEREM SHOP IHRER WAHL. TERMINE: WWW.SVET-CENTRE.COM

SEMINARE IN HAMBURG
(DIREKT IM SVET ZENTRUM) www.svet-centre.com

WEITERE SEMINARE
(DEUTSCHLAND/ ÖSTERREICH/ SCHWEIZ/ EUROPE/ETC.)
WWW.SVET-CENTRE.COM

AKTUELLE WEBINARE/ ONLINE-SEMINARE/DVD´S/CD´S
WWW.SVET-CENTRE.COM

Die Steuerung. Die Konzentration. Das Denken.

In dieser Lehre als Element der Steuerung tritt an erste Stelle die Aufgabe der Rettung Aller durch die Technologie der Nutzung verschiedener Elemente der Steuerung auf: die Seele, der Geist, das Bewusstsein, der physische Körper und so weiter.

Diese Lehre begreifend, kann jeder Mensch der Herr seines Schicksals werden. Der angebotene Kurs des Seminars schließt verschiedene Methoden der Steuerung der Ereignisse, des eigenen Lebens (Innere und Äußere Ereignisse) ein, wohin auch die Wiederherstellung der Gesundheit eingeht, zulassend, das eigene Bewusstsein auszudehnen und zu lernen, die uns umgebende Realität zu steuern.

Wir möchten klarstellen, dass die Methoden der Konzentrationen des Bewusstseins eben als Methoden der Konzentrationen gibt, und nicht der Meditationen. Der Unterschied besteht im Folgenden: bei bestimmten Meditation ist es erforderlich, den Prozess des Denkens abzuschalten und, zu versuchen sich im umgebenden Raum aufzulösen und mit ihm zu verschmelzen, und die Konzentrationen nach unseren Methoden vermuten gerade das Vorhandensein während der Konzentrationen des Prozesses des Denkens, aber nur des richtigen Denkens und durch das Denken, durch die Konzentration auf der Aufgabe, an der Sie arbeiten, wird eben das Ziel der Steuerung erreicht. Die Einstellung während der Arbeitszeit an seinen Aufgaben auf das allgemeine Wohl beschleunigt den Prozess der Errungenschaft des Ergebnisses. Das richtige Denken bedeutet in jeder unserer Handlungen, in jeder Situation die grenzenlose Liebe Gottes zu uns zu sehen. Erinnern Sie sich! Alles was gemacht wird, geschieht zum Besten. Wenn wir beginnen werden, zu verstehen, dass alle Ereignisse im Leben zu einem bestimmten Ziel geschehen, wobei im globalen Maßstab gibt es nur ein einziges Ziel — unsere ewige Entwicklung, so werden wir verstehen, dass alles und immer zu unserem Besten geschieht, da in jeder unserer Handlung die Handlung des Schöpfers anwesend ist. Und die Handlung Gottes ist Seine Liebe, die persönlich zu jedem und zu Allen zusammen gerichtet ist. Die Anwesenheit der Liebe Gottes in jedem Ereignis lässt maximal zu, die möglichen negativen Folgen unsere nicht schöpferischen Handlungen (negative Gedanken, Wörter, Gefühle, Emotionen) zu minimieren. Eben so kann man die Empfehlung entziffern: Danken Sie Gott für alles Gute und Schlechte. In schwersten Minuten unseres Lebens trägt Er uns auf seinen Händen. Wenn man das Niveau der Entwicklung unseres Bewusstseins berücksichtigt, so sind alle ungünstigen Ereignisse, einschließlich die Krankheiten- Lehren, die wir mit Ihnen für die Strukturierung unseres Bewusstseins und der erfolgreichen Realisierung der Aufgabe Gottes — der ewigen harmonischen Entwicklung des Menschen und der ganzen ihn umgebenden Realität durchgehen müssen.

Vorträge:

Die Ausbildung auf den Seminaren und Vorlesungen erfolgt nicht nur verbal über Worte und deren Inhalt, sondern auch auf der Ebene der Seele. Das, was der Mensch auf der Ebene des Bewusstseins nicht versteht, versteht er auf der Ebene der Seele. Die Seele nimmt das Wissen wahr und zeigt es später als Ergebnis auf der physischen Ebene. Das heißt, dem Menschen braucht man bei dieser Methodik nur zu erklären, wie etwas geschieht und auf der Ebene der geistigen Strukturen wird es zum inneren Wissen.

Das Licht des Wissens nimmt jeder Mensch wahr, unabhängig von seinem Bewusstsein. Mit diesem Wissen und den Methoden zur Anwendung kann jeder Mensch sich selbst und Anderen helfen Gesundheit wiederzuerlangen und Ereignisse zu harmonisieren.

Seit 2000 arbeiten wir praktisch mit dieser Lehre, entwickeln sie und uns weiter und vermitteln ständig alle Erkenntnisse an interessierte Menschen. Alle Methoden und Techniken sind durch persönliche Erfahrungen geprüft und bestätigt. Wir stehen auch in Verbindung mit den Instituten in Russland, um neue Erkenntnisse in unsere Arbeit zu integrieren.

www.ingramcontent.com/pod-product-compliance
Lightning Source LLC
Chambersburg PA
CBHW051524230426
43668CB00012B/1729